〈수정증보판〉
암! 살 수 있다

박 달 재 지음

세계적인 간 전문 병원인 미국 U.S.C. 병원에서
간암 말기 진단을 받았다. 그러나 그는 완치되었고
그 비결을 책으로 엮어 세상을 깜짝 놀라게 했다.
이제 암박사가 다된 그가 새로운 체험과 자료를 보완해
더 확실한 암 완치의 비결을 세상에 크게 외치고 싶어
수정증보판을 내놓았다.

도서출판 광야

이 책은 저자와 도서출판 광야가 독점계약했습니다.
저작권법에 따라 보호를 받는 저작물이므로
무단 전재 및 무단 복제를 금합니다.
파본은 바꾸어 드립니다.

증보판을 내면서

　처음에 원고를 들고 한국으로 가서 출판사를 찾았으나 무명인의 책을 누가 보겠느냐며 한마디로 거절을 당했습니다. 그래서 자비출판을 하기로 하고 모출판사에 선금을 맡기고 돌아왔습니다.
　그런데 두 달이 되도록 소식이 없어 다시 가서 보니 출판사가 없어지고 결국 원고까지 사기를 당하고 말았습니다. 그래서 다시 진흥출판사에 맡겨 자비로 출판을 하게 되었습니다. 그런데 그 반응은 놀라웠습니다.
　수많은 독자들로부터 문의 전화가 쇄도하고 치료가 된다는 소식이 속속 들려오기 시작했습니다. 정말 보람을 느꼈습니다.
　이제 그동안의 체험과 그간에 제 나름대로 조사분석한 새로운 항암 음식과 방법 등을 보완하여 광야출판사를 통해 수정증보판을 냅니다.

내 분 비 계

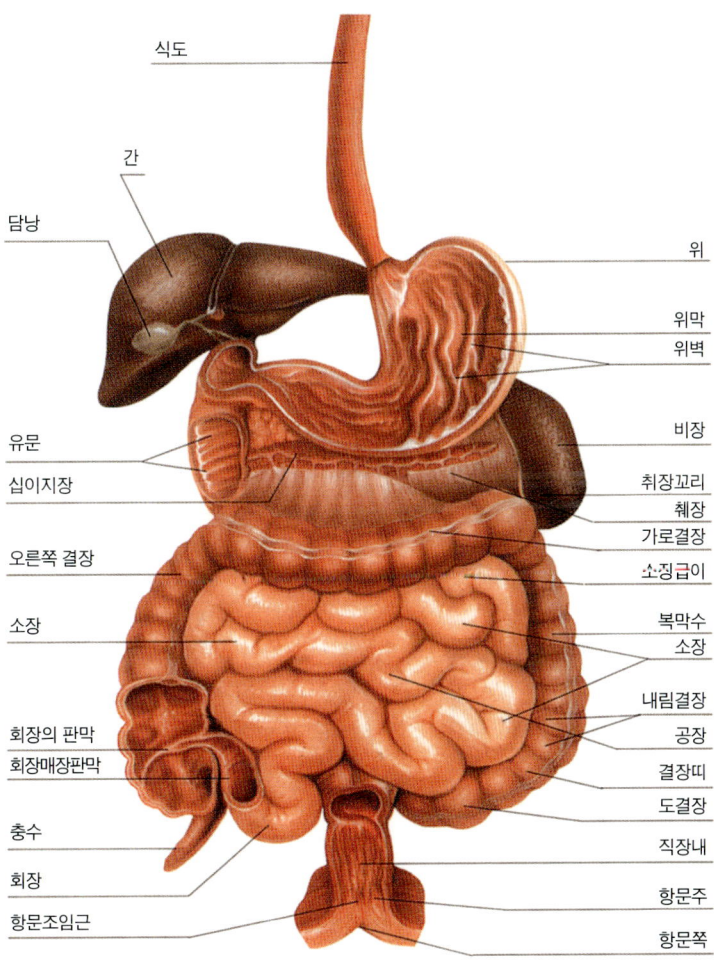

간의 형태

앞면

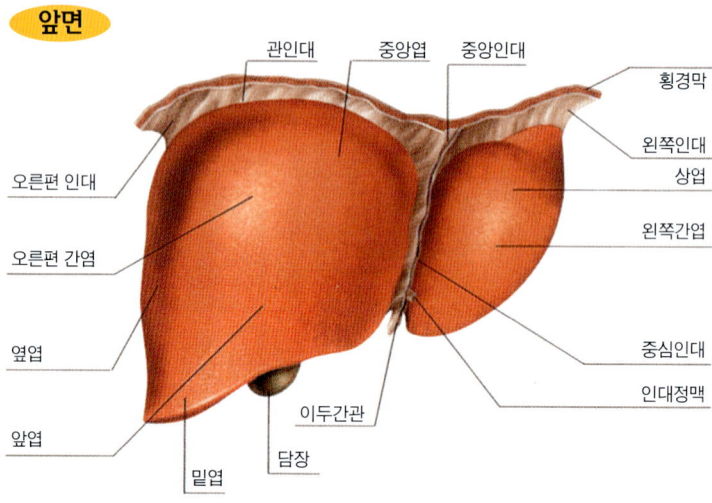

뒷면

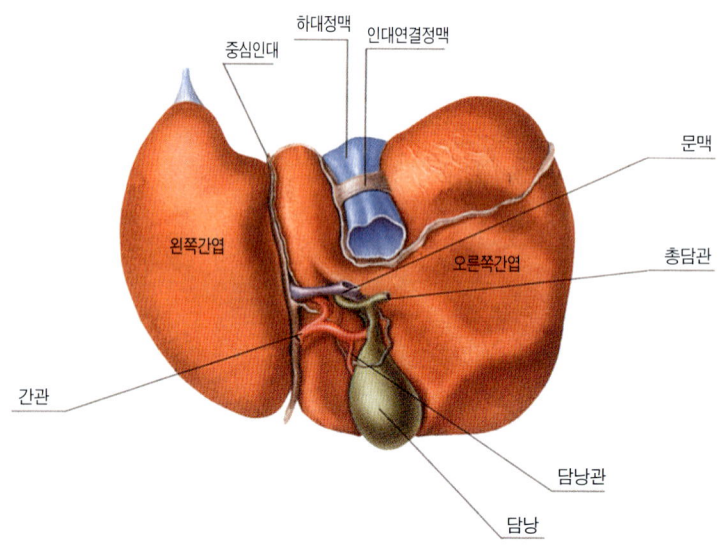

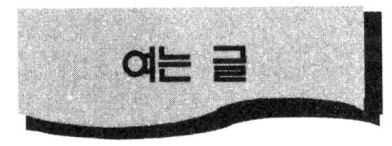

여는 글

나는 먼저 이 책을 쓰게 된 사연부터 소개하려 합니다.

38년 전 36세를 일기로 돌아가신 어머님의 얼굴에 검버섯(기미)이 피고, 간이 나빴다는 이야기를 어른들에게 들었습니다. 한 분뿐이였던 이모남도 간암으로 돌아가셨고, 4년 전 가을엔 여동생이 49세의 젊은 나이로 위병과 간암으로 남매를 두고 천국으로 갔으며, 1년 후 6월에 서울에 사는 동생이 49살에 간암으로 손 쓸 겨를도 없이 세상을 떠나고 말았습니다.

두 동생을 먼저 보내는 비통한 마음은 말로 표현할 길이 없었습니다. 고생만 하다가 이젠 살만하다 싶었는데 암으로 세상을 떠나간 동생들도 그렇거니와 아직 나이 어린 조카들을 생각하면 더욱 견딜 수가 없었습니다. 그런데 그때 나 자신도 피곤하고 옆구리가 결리는 듯한 감을 느꼈습니다.

아내의 권유로 병원을 찾았습니다. 진찰을 받아보니 Alpha-Fetoprotein이 무려 13,350이라는 간암증증(말기증상)이었고, 초음파(Ultrasonography)검사 결과 간경화에 간암이라고 하며 너무 늦은 정도가 아니라 살아있는 것 자체가 기적이라는 것이었습니다.

권O일 박사, 이O보 박사를 거쳐 세계적으로 유명한 간암 전문의 Reinold 박사(미국의 유명한 U. S. C. 대학에서 간 전문 교수로 30년 봉직, 현재는 은퇴)에게 소개되어 1시간 30분 동안 철저한 검사가 실시되었습니다. 박사께서 직접 신체검진(머리부터 발끝까지 청진기와 작은 망치와 펜같이 생긴 도구로 몸 전체를 검사)을 했는데 1개 내지 3개 정도의 암이 있다고 판정하고, 다시 정밀검사를 해본 결과 Protein 13,689이며 전체 간의 손상(25년 전 간디스토마로 7년 앓은 적이 있음)과 문맥 아랫쪽 부분에 작은 공만한 암이 있고, 직경 2인치, 2.5인치 크기의 종양이 2개가 있다는 것도 재차 확인이 되었습니다.

물론 다시 컴퓨터 단층촬영 CT (Computed Tomography)와 혈관조형검사, 자기 공명 영상진단(MRI)과 조직검사를 하였습니다.

3일 뒤 열 한 분의 의사들이 모여(나와 나의 아들도 참석) 1시간 동안 진지하게 의논한 결과 수술을 하는 방향으로 결정되었습니다. 그러는 동안 내 가족의 정신적 고통은 이루 말할 수 없었으며 아내는 며칠을 통곡하며 기도하였고, 나도 기도하는 가운데 마지막 인생을 정리하며 천국 갈 준비를 모두 마쳤습니다.

그런데 하나님은 나를 살려 주셨습니다. 나는 이 사실을 만천하의 모든 암환자들에게 소리쳐서 전하고 싶었습니다. 더욱이 제일 어렵다는 간암환자에게 틀림없이 살 수 있다는 기쁜 소식을 전해 주고 싶었습니다. 그래서 이 글을 씁니다. 어떤 암환자라도 이 책

뒷부분에 나오는 간암 치료법을 사용하면 치료할 수 있습니다.

많은 사람들이 기도하면 살 수 있다고 현대의학은 무시한채 약한 믿음으로 고쳐 보겠다고 하다가 죽어간 사람들이 너무나 많습니다. 어떤 이는 일방적인 식이요법이나 한방약 중 택일하여 그 방법에 치우치다 돌아가신 분들도 많이 있습니다. 내 경험으로는 기쁨이 충만한 생활과 현대의학, 식이요법, 한방요법, 민간요법을 지혜롭게 선택하면 누구나 고칠 수 있다고 확신하며 이 책을 끝까지 읽어가면 간암으로 고통당하는 환자들이 치료에 자신을 갖게 될 것이라 믿습니다.

나는 의사도 아니며 글을 쓰는 사람도 아닙니다. 그러나 많은 사람들이 나의 조언으로 놀랍게 회복되어 감을 볼 때 감사하며, 널리 이 치료 방법을 알리기 원하여 이 글을 쓰게 되었습니다. 거듭 부언하지만 나는 의사도 또 이 방면에 전문가도 아니기에 내용 중에 틀린 말이나 표현이 잘못된 곳이 있을 줄 압니다. 조언해 주시면 즉시 수정하겠습니다.

환자뿐 아니라 환자가족이나 의사, 한의사, 간호원께서도 꼭 한번 일독을 권합니다.

미국 Los Angeles 행콕팍에서
저자　박 달 재

책을 쓰게 된 동기

나는 동생을 살려 보려고 간암과 암에 대한 서적, 해부학, 생리학, 의학서적들을 많이 읽게 되었습니다. 유명한 의사가 쓴 책, 약사가 쓴 책, 생화학자가 쓴 책, 미생물학자가 쓴 책, 한의사가 쓴 책, 영양학자가 쓴 책, 또 일반 식이요법, 일반상식 등으로 머리가 어지러울 정도로 혼란이 가중되었습니다.

모두 자기들의 상식과 경험을 토대로 기록했기 때문에 너무나 편견적이라고 생각되었으며, 서점에 나와 있는 치료에 대한 책들은 90%가 돈을 벌기 위해 쓴 책들이며 암을 고치는 것이 아니라 환자들에게 기회를 놓치게 하여(책에 나온 치료방법을 따르다가) 죽음에 이르게 하는 것들이었습니다.

또 필요 이상의 잔소리가 많아 책의 분량은 많고 내용은 불분명하여 일반 독자들은 혼돈하여 갈피를 잡지 못하다가 결국 환자를 죽음의 궁지에 몰아넣는다는 사실을 깨달았습니다.

예를 들면, 현대의학 전문가들은 한방이나 식이요법, 민간요법은 거의 무시하고 수술이나 현대의학을 따라야 되는 것으로 주장하는 반면, 한방이나 식이요법, 민간요법은 수술하면 거의 죽는다, 항생제는 먹지 말라, 방사능 치료는 죽는 길이다, 라고 주장합니다.

그리고 환자의 식사만 해도 같은 병을 놓고 칼슘, 고단백질, 단 것이나 소금 등을 먹어야 된다 또는 금해야 된다라고 주장하고 있습니다. 책을 두서너 권 읽어 본 분이라면 동의하실 것입니다.

그것은 어느 병원에 가도 마찬가지였습니다. 그러므로 나는 내 병치료에 몇 가지 목표를 정하게 되었습니다.

첫째, 현대의학과 세계의학회(일반학회는 수없이 많음)에서 얼마만큼 인정하는 방법인가? 권위있는 학술회의에서 어떻게 결정이 났는가? 그 방법이 과연 얼마나 확실한 결과를 보고 있는가?

둘째, 한방약이나 식이요법, 민간요법에서 주장하는 식물들속에 얼마만큼 치료 또는 항암물질들이 함유되어 있으며, 우리 몸 속에 들어가면 어떻게 합성되어 어떤 물질로 변하며 병이 나을 수 있는가?

두 가지 임상을 위해 간암에서 살아 있는 많은 분들을 만나보게 되었습니다. 그런데 여기에도 문제가 있었습니다. 병원치료를 받은 사람들은 거의가 확실한 검사를 거쳐 치료를 받았으며, 한방쪽으로 치우친 이들은 완전한 병명도 모르고 한 두 번 진찰을 받고 암일 것이라고 하니까 식이요법을 했기 때문에 과연 그것이 종양이었는지 아니면 간염이었는지, 음성인지, 암이었는지 확인할 길이 없었습니다.

안식교의 모 박사가 실시하는 채식 식이요법으로 고쳤다는 사람들을 만나 보았지만 현대의학으로 입증할 만한 진찰 데이터가 거의 없었고(현대의학의 진찰 방식으로 밝혀진) 분명히 암이라고 방송국에 나와 1년 전에 나았다고 간증한 분을 만나려고 했지만 이미 죽었거나 지금 운명 직전에 있는 분이었습니다.

그는 그렇게 신임했던 '스타스' 방식으로는 암을 고칠 수가 없었고, 2년 동안 너무 못 먹은 것이 나를 이렇게 만들었다고 하면서 원망하는 것이었습니다.

그러나 많은 분들의 암수술과 확실한 진찰 데이터를 가지고 있는 분들의 현명한 식이요법으로 완쾌된 사례를 낱낱이 조사하였습니다. 현재 나았다고 하지만 암은 치료를 하지 않아도 2~3년 사는 수가 허다하니 그러한 경우도 염두에 두고 확실한 것만 집중 조사해서 나의 치료에 사용하였습니다.

나는 살아날 수 있었습니다. 기쁩니다. 내가 택한 방법은 현대의학도 식이요법도 모두 놀라운 방법들이 있다는 것이며 양쪽 모두 해로운 것들도 있었다는 것입니다. 이 책의 끝부분에 나의 투병기를 간증하겠습니다.

이 책을 읽기 전에

예로부터 병을 고치려면 반 의사가 되어야 한다는 말이 있습니다. 병은 자랑해야 약이 생기고, 병을 고치려면 환자 본인이 병에 대한 구조와 병의 원인과 흐름을 알아야 어떤 것을 조심하고 주의해야 될 것을 알며, 어떤 계통의 병에 속하며 어떻게 치료해야 된다는 것까지 알 수가 있습니다.

나는 32살 때 폐결핵과(현재 한쪽 폐는 없는 상태임) 장결핵으로 고생하고 살 수 없는 처지였으나 결핵에 대한 문헌을 보면서 연구하고 치료한 결과 다시 건강을 되찾게 되었습니다. 물론 2년이란 오랜 기간을 내 아내는 엉터리 간호원 노릇으로 주사도 매일 놓아주고(결핵은 계속 단위가 높은 약으로 써가야 되기 때문에) 주기적으로 결핵균이 얼마나 감소되며 치료되고 있는지를 검사하기도 하였습니다.

만약 그때 내가 결핵에 관한 문헌 등을 보지 않았다면 나는 죽고 말았을 것이며 의사에게만 의뢰했어도 실패했을 것입니다. 병을 고치려면 본인이 반 의사는 되어야 한다는 말은 환자에게 있어서 황금 같은 격언입니다.

그러기 위해서는 약간의 의학적인 상식이 필요합니다. 그래서 그동안 제가 많은 자료를 살펴서 참고로 해온 의학상식을 서두에 말씀드리고 그 다음에 치료법에 대해 말씀을 드리려고 합니다. 이제 이 책을 읽는 분은 꼭 끝까지 읽어 보시기 바랍니다. 그러면 "아! 나는 살 수 있구나." 하는 희망이 가득할 것으로 믿습니다.

차 례

증보판을 내면서 ································· 5
여는 글 ·· 9
책을 쓰게 된 동기 ······························ 12
이 책을 읽기 전에 ······························ 15
인체의 기관계통 상호 기능 ······················ 24
음식물의 소화 ·································· 26

1장 간암을 이해하려면   30

  Ⅰ. 간의 상식 ································· 31
    1. 간의 위치 ······························· 31
    2. 간의 구조 ······························· 32
    3. 간의 기능 ······························· 33
    4. 간의 특성 ······························· 35
  Ⅱ. 간병의 종류 ······························· 38
    1. 간염(Hepatitis) ·························· 38
      A형 간염 ································ 39
      B형 간염 ································ 40
      C형 간염 ································ 43
      D형 간염 ································ 44
    2. 만성 간염(Viral Hepatitis) ················ 45
    3. 극증성 간염(劇症性 肝炎, Jaundice Hepatitis) ······ 46
      약물에 의한 중독 ························ 47
      독극물에 의한 초급성 간염 ················ 48
    4. 중독성 간질환 ··························· 48
      알코올성 지방간 ·························· 50
      알코올성 간섬유 ·························· 51
      알코올성 간염 ···························· 51
      알코올성 간경화증 ························ 51
      약물성 간질환 ···························· 52
    5. 간디스토마 ······························ 53

```
6. 간낭종 ························································ 54
   간 혈관증 ···················································· 54
7. 간농양 ························································ 55
8. 음성종양(Tumor) ·········································· 55
9. 양성종양(Benign Tumor) ································ 55
10. 간경화(간경변, Liver Cirrhosis) ······················ 56
11. 간성뇌증 ···················································· 58
12. 간질병 ······················································· 59
13. 간암(Hepatoma, Liver Consne) ····················· 59
```
Ⅲ. 간병의 증상과 진단 ·· 62
   1. 간염의 증상 ·· 64
      1) A형 간염의 증상과 진단 ··························· 64
      - 증상 - ·· 64
      - 진단 - ·· 65
      2) B형 간염의 증상과 진단 ··························· 66
      - 증상 - ·· 66
      - 진단 - ·· 67
      3) C형 간염의 증상 ······································ 68
   2. 만성간염의 증상과 진단 ································ 69
     - 증상 - ··· 69
     - 진단 - ··· 69
   3. 극증성 감염의 증상과 진단 ··························· 69
     - 증상 - ··· 69
     - 진단 - ··· 70
   4. 중독성 간질환 증상 ······································ 71
     - 진단 - ··· 72
   5. 간디스토마의 증상과 진단 ···························· 73
     - 증상 - ··· 73
     - 진단 - ··· 73
   6. 간낭종 간혈관종 증상과 진단 ························ 74
     - 증상 - ··· 74

```
        - 진단 - ································································· 74
    7. 간농양의 증상과 진단 ················································ 74
        - 증상 - ································································· 74
        - 진단 - ································································· 75
    8. 음성종양의 증상과 진단 ············································ 75
        - 증상 - ································································· 75
        - 진단 - ································································· 75
    9. 양성종양의 증상과 진단 ············································ 75
        - 증상 - ································································· 75
        - 진단 - ································································· 76
    10. 간경화 증상과 진단 ················································ 77
        - 증상 - ································································· 77
        간경화증을 증상별로 나눈 3기 ································ 79
            A. 초기 증세 ······················································ 79
            B. 중기 증세 ······················································ 79
            C. 말기 증세 ······················································ 79
        - 진단 - ································································· 79
    11. 간성뇌증의 증상과 진단 ·········································· 81
        - 증상 - ································································· 82
    12. 간질병 ······································································ 82
        - 증상 - ································································· 82
        - 진단 - ································································· 83
    13. 간암의 증상과 진단 ················································ 83
        - 증상 - ································································· 83
        - 진단 - ································································· 87
        간암 진단 순서 ··························································· 89
Ⅳ. 간병의 치료와 식사 (기본 상식) ···································· 90
    1. B형, C형 간염의 치료와 식사 ································· 93
        - 치료 - ································································· 93
        - 식사 - ································································· 95
    2. 만성간염 치료 ··························································· 95
```

- 치료 - ·· 95
- 식사 - ·· 97
3. 극증성 ·· 99
- 치료 - ·· 99
- 식사 - ·· 100
4. 중독성 간 질환의 치료 ······················ 100
- 치료 - ·· 100
- 식사 - ·· 101
5. 간디스토마의 치료 ······························ 101
- 치료 - ·· 101
- 식사 - ·· 101
6. 간낭종의 치료 ···································· 102
- 치료 - ·· 102
- 식사 - ·· 102
7. 간농양의 치료 ···································· 102
- 치료 - ·· 102
- 식사 - ·· 103
8. 음성종양의 치료 ································ 103
- 치료 - ·· 103
- 식사 - ·· 103
9. 양성종양의 치료 ································ 104
- 치료 - ·· 104
- 식사- ·· 105
10. 간경화의 치료 ·································· 105
- 치료 - ·· 105
- 식사 - ·· 107
11. 간성뇌증의 치료 ······························ 109
- 치료 - ·· 109
- 식사 - ·· 111
12. 간질병의 치료 ·································· 111
- 치료 - ·· 111

- 식사 - 112
13. 간암의 치료 112
       T A E 간동맥 색전요법(Transarterial Embolization) 115
       - 고온치료 - 116
       - 레이다 탄두 치료법 - 116
       - 새로운 암 백신 - 117
       - 앞으로의 치료 방법 - 117
       - 수술 - 121
       - 간이식 - 123

2장 모든 암의 증상과 치료   128

   1. 위암 130
       - 증상 - 130
       - 치료 - 131
   2. 대장암(결장암), 직장암 132
       - 증상 - 133
       - 치료 - 134
   3. 유방암 135
       - 증상 - 136
       - 치료 - 137
   4. 자궁암 137
       - 증상 - 139
       - 치료 - 140
   5. 췌장암 141
       - 증상 - 141
       - 치료 - 142
   6. 폐암 143
   7. 식도암 144
       - 증상 - 145
       - 치료 - 145

    8. 기타 암들 ··· 146

3장 암보다 더 어려운 병들   148

    - 아토피성 피부염 - ··· 148
    - 백혈병 ·· 149
    - 슬(膝)관절염 - ··· 150
    - 치매(痴呆), 데멘즈, 알츠하이머 - ···················· 151
    - 노년성 치매(Senile Demenz) - ······················ 151
    - 뇌 장애와 회복 - ··· 155
    - 당뇨병 - ··· 156
    - 당뇨병 치료에 대하여 - ································· 156
        주의 사항 ·· 157
    - 유방암과 자궁암 - ··· 158
    - 백혈병, 근 무력증 - ······································ 158
        주의 사항 ·· 159
    - Vitamin E와 C - ··· 160

4장 신비에 가까운 암 치료제   162

    - 암(癌) - ·· 166
    - 신비의 야채들 - ·· 166
    - 청백삼탕과 현미차 - ······································ 167
    - 청백삼탕에 대하여 - ······································ 170
    - 무에 대한 이야기 - ······································· 170
    - 현미차에 대하여 - ··· 175
    청백삼차 만드는 방법 ······································ 178
    - 기본재료 - ··· 178
    - 주의 사항 - ··· 179
    현미차 만드는 방법 ·· 181
    - 기본재료 - ··· 181

- 주의 사항(참고 사항) - ··· 182
간장백초환 만드는 법 ··· 184
- 기본재료 - ·· 185
- 만드는 법 - ·· 185
- 먹는 법 - ·· 185
무 기침약 만드는 법 ··· 186
- 재료 : 벌꿀, 무 - ·· 186
청백삼탕과 현미차를 마시면 이런 변화가 올 수 있다. ········· 186
암에 좋다는 약들 ··· 188
나는 이렇게 암을 고쳤습니다. ·· 200
하나님의 은혜로!. ·· 200

부 록   242

암 환자를 위한 식사 참고 ··· 242
· 술이 간에 미치는 영향 ·· 242
· 중증이나 수술 직후 회복기 ·· 250
· *청백삼탕 복용시 참고 ·· 252
· 중증이나 수술 직후 식사 재료 I ······························ 253
· 중증이나 수술 직수 식사 재료 Ⅱ (이외에도 다수) ········ 254
· 청백삼차 복용시 식사재료 (이외에도 다수) ············· 258
· 초기와 회복기 ··· 262
· 식욕이 있고, 증상이 없는 경우 ································· 263
· 회복기의 식사재료 (이외에도 다수) ························· 264
· 밖에 나가 외식할 때 ··· 268
· 모든 간장병을 위한 채소의 제철과 요리 ················· 269
· 모든 간장병을 위한 생선의 제철과 요리 ················· 270
· 고기류 대신 콩을 많이 먹자 ······································ 271

인체의 기관계통 상호 기능

계통	주요구성기관	대표적 기능
외피계 Integumentary	피부와 이에 관련된 털과 손톱, 발톱	상처나 외부 침입에 대한 인체 내부구조의 보호, 체액손실방지(탈수), 체온조절, 배설 및 흡수작용
뼈대계 Skeletal	뼈	지지, 연조직과 기관의 보호, 혈구생산, 무기물저장, 운동
근육계 Muscular	골격근	운동
신경계 Nervous	뇌, 척수, 말초신경, 특수감각기관	인체활동의 조절과 통합, 사고 및 유추와 같은 고도의 기능
내분비계 Endocrine	뇌하수체, 갑상샘, 부갑상샘, 부신, 췌장 및 성샘과 같은 호르몬분비샘	인체활동의 조절과 통합, 신경계의 작용과 협동적인 기능
순환계 Circulatory	심장, 혈관 및 림프관, 혈액, 림프	인체의 내부환경과 외부환경의 연결, 여러 세포 및 조직사이의 물질수송
호흡기계 Respiratory	코, 후두, 기관, 폐	대기로부터 혈액으로 산소를, 혈액으로부터 대기로 탄산가스를 운반한다.
소화기계 Digestive	입, 식도, 위, 소장, 대장, 그리고 침샘, 췌장, 간, 담낭과 같은 부속기관	인체에 음식물을 공급하고 이 음식물로부터 에너지를 얻어 활동하며 필요로 하는 물질을 합성할 수 있는 요소들을 얻는다.
비뇨기계 Urinary	신장, 요관, 방광, 요도	요소와 같은 여러 가지 대사산물을 제거한다. 물과 필요한 물질의 저장과 배설
생식기계 Reproductive	남성 : 정낭, 고환, 부고환, 전립샘, 요도망울샘, 음경, 부속관 여성 : 난소, 자궁관, 자궁, 질, 젖샘	남성배우자(정자)생산, 여성에게 정자 제공해 줄 수 있는 기능을 유지 여성배우자(난자)생산, 수정난을 발육시킬 수 있는 환경을 마련해 주는 기능을 유지

위와 간과의 연관

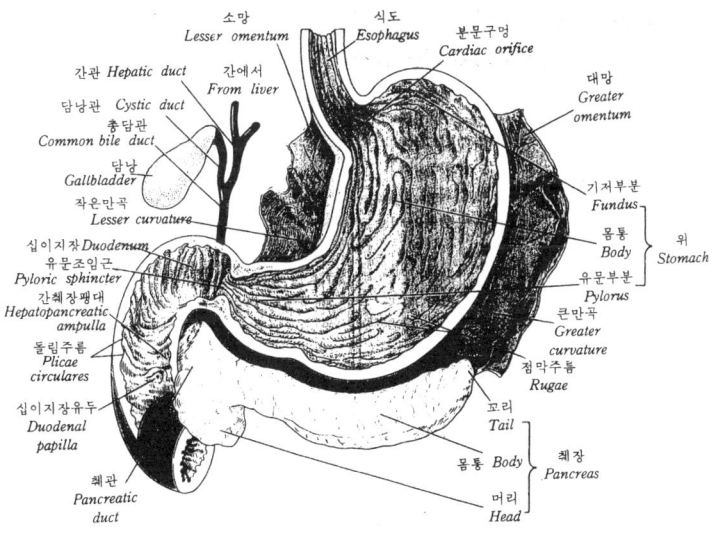

담낭에서 십이지장으로 공급로

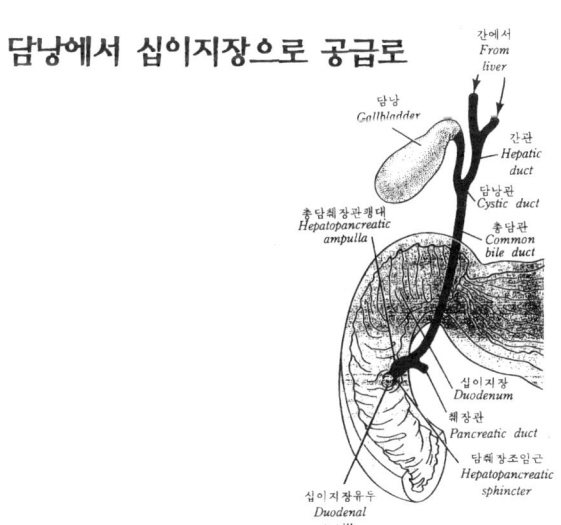

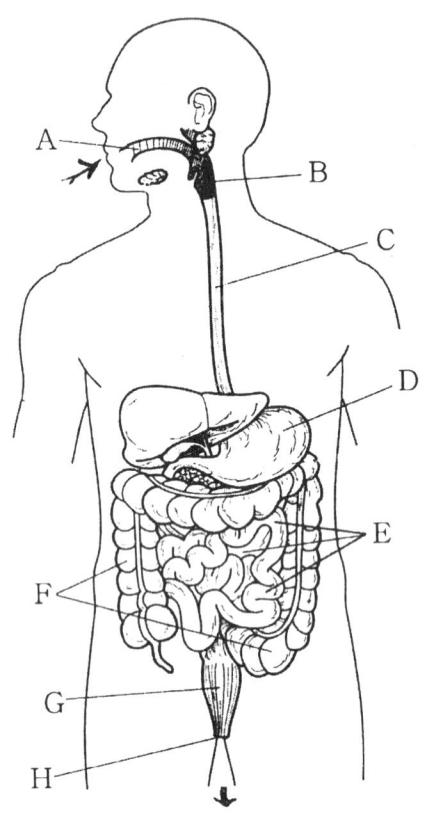

26…암! 살 수 있다

앞면의 그림은 음식물의 소화기능을 알기 쉽게 설명한 것입니다. 입으로 음식물이 들어가면 씹는 동안 혀 밑에서 침샘이 나와 혼합되어 식도를 거쳐 위로 들어가고 곧 바로 위산이 나와 침이 혼합된 음식물을 위산이 가세하여 고기나 더 질기고 단단한 음식물도 위에서 완전히 혼합되도록 위가 율동을 하면서 산화작용을 하게 되는데는 보통 2시간 정도, 그리고 음식물의 강약에 따라 4시간까지도 소요되며 위에서 삭혀서 뒤섞인 후 위 유문조임근이 열리면서 십이지장으로 들어가게 됩니다.

이 십이지장에서 모든 영양분을 합성시켜 간과 췌장으로 보내며 (우리 외부의 땀샘처럼) 인체에 필요한 수분을 공급하여 우리 몸에 필요한 열량을 충족시키고, 나머지는 계속해서 소장으로 또 결장을 거쳐 가는 동안 필요한 영양들을 공급하는데 음식물을 적게 섭취하거나 적정량을 먹었을 경우에는 모든 영양분은 장기를 통과하는 동안 모두 추출해 내지만 과식이나 영양제 과다, 약품 등을 먹었을 때는 모두 배설물(인분)로 나와 버리게 됩니다.

음식물을 먹은 시간부터 완전 소화되어 배설되는 시간은 22시간이 걸리게 되고 위를 비우는 시간은 4시간 정도면 됩니다. 놀랍게도 이 음식이 장기를 통하는 과정에서 몸에서 생성된 물질과 음식물에서 추출되는 물질이 합성되면서 30여 가지의 새로운 성분의 영양분을 만들어 가는 것입니다.

쉽게 말해서 밥에다 누룩을 넣어 발효되면 밥에도 누룩에도 없는 새로운 물질인 초산, 인, 알코올, 신화당, 유산균 등 9가지 이상의 성분이 생긴다는 사실로 설명하면 쉽게 이해가 될 것입니다.

1장

간암을 이해하려면

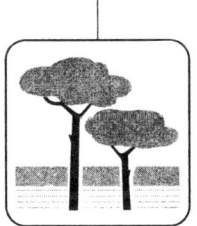

1장 · 간암을 이해하려면

암 이라고 하면 인체 모든 부분에서 발생하는 것을 말하며, 암이 발생한 신체부위에 이름을 붙여 유방암, 위암, 피부암, 직장암, 간암 등 수십 종류로 분류됩니다. 그 중에서 남녀 모두에게 제일 많은 것이 간에서 발생하는 간암이며, 유방암이나 위암 등은 완치되는 확률이 간혹 있지만 간암에 걸리면 대부분 죽게 됩니다. 즉 사망률이 높다는 이야기입니다.

또 간암에 걸리는 원인도 여러 가지이기 때문에 다른 암처럼 쉽게 설명하기가 어렵습니다. 그렇기 때문에 간암을 이해하려면 간 병에 대한 어느 정도의 상식이 있어야 합니다.

때문에 다른 암보다 설명이 길어지게 되고, 또 모든 암 환자들이 이 간암에 대해 이해하게 되면 자신이 걸린 암에 대해 좀더 쉽게 이해하게 되고 치료방법에도 자신감을 얻게 되리라 생각합니다. 모든 암의 약물치료는 거의 동일하며 수술방법만 다를 뿐입니다.

I. 간의 상식

1. 간의 위치

간은 오른편 갈비뼈의 보호를 받으며 오른쪽 맨 아랫쪽 갈비뼈를 기준으로 왼편 젓가슴 밑부분에(명치부분) 자리잡고 있으며 안쪽으로 위와 아랫쪽 대장의 가로 결장이 밀착되어 있습니다. 보통 간의 크기는 신체에 따라 8인치에서 14인치 정도이며, 대략 12인치 정도가 됩니다.

간에는 3개의 정맥(세분하면 왼쪽 정맥, 오른쪽 정맥, 아래쪽 정맥)이 있는데 이것은 간에서 걸러진 피의 통로라고 볼 수 있으며, 장에서 연결된 문맥 근처에는 담낭이 있어서 생산된 담즙을 저장 분배하는 일을 하게 됩니다.

간은 혈액정제 공장

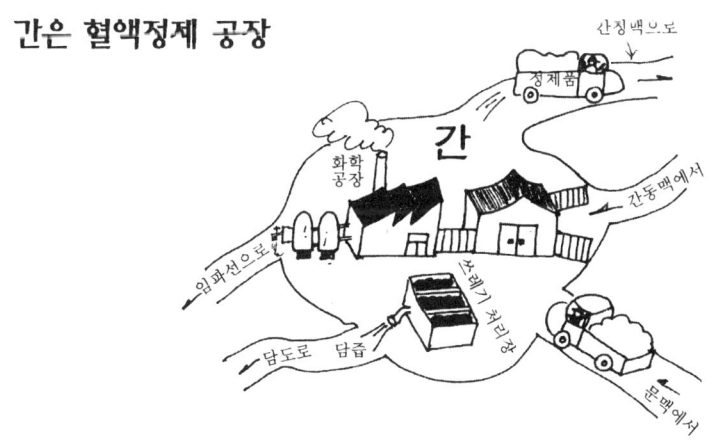

2. 간의 구조

간은 핏덩어리가 뭉쳐진 부드러우며 무게가 성인이 1.3kg~1.6kg 정도의 큰 장기입니다. 숨을 길게 들여 마시면 오른편 갈비뼈 밑으로 약 2cm 정도 만져질 수 있습니다.

(1) 간은 약 3,000억개의 간세포가 피 속에 떠 있는 상태인데 쉽게 말하면 벌집 같은 부드러운 간소엽이 방사상으로 나열되어 있고, 그 가운데 3, 4개의 글리슨(Glisson)이라는 삼각부가 문맥 간동맥 혈관에 있으며, 문맥의 피가 간소엽 사이를 흘러 중심 정맥으로 들어갑니다. 이 피가 흘러가는 공간을 시누소이드(Sinusoid)라고 하며 그 안에 쿠퍼(Kupter)라는 세포가 있는데 이 세포는 문맥을 통해 들어온 피 속의 독소물질, 바이러스, 색소, 병균 등을 끌어들여 정화시키는 기능을 가지고 있습니다. 모든 피는 여기에서 여과되며 온 몸에 배치됩니다.

(2) 간은 우리 몸의 화학공장이라 하는 것이 이해가 빠를 것 같습니다. 뼈에서 생성된 피는 15일을 생명으로 한다고 합니다. 이 피가 간에서 분해되어 배급되는데 그 양이 1분에 한 되(1l)나 됩니다. 간 정맥은 우리 몸에 해로운 물질은 간장내에서 분해하여 콩팥으로 보내고 콩팥은 장으로 내보내는 청소차 역할을 합니다.

(3) 간장에서는 피가 아닌 두 가지 특수한 액체가 흘러 나옵니다. 그 하나는 담즙인데 이것은 담낭으로 보내지며, 다른 하

나는 림프액이 되어 간질액과 혈장 단백질을 다시 혈루로 되돌려 보내 이곳에서 우리 몸에 필요한 항체를 만들어 내는 신기한 일을 하며 면역이 생기고 부종 등을 막습니다. 쉽게 말해서 피의 정제 분해공장이라고 생각하면 되겠습니다.

3. 간의 기능

인체의 장기(내장) 부분에서 각 지체에 제일 큰 영향을 주는 기관은 간으로 합성작용, 해독작용, 배설작용을 하는 종합처리시설 장치입니다. 우리가 먹는 음식은 소화기 계통을 거쳐 포도당 또는 과당 등 각종 몸에 필요한 영양원으로 분해된 후 흡수되어 간에서 글리코겐(Glycogen)의 형태로 저장되며 우리 몸의 각 지체에서 에너지가 필요할 때 이 영양분(포도당 등)이 그 에너지원으로 공급됩니다.

운동할 때와 한 지체가 손상당했을 때나 체온 유지하는 데나 과로할 때 혹은 머리로 생각할 때도 간은 유효적절이 대사기능을 보내주는 에너지 공급원 역할을 합니다.

그렇기 때문에 다른 장기나 우리 몸의 지체는 문제가 생기면 그 부위가 통증을 호소하게 되지만 간이 나빠졌을 때는 간 자체의 통증은 없으나 얼굴에 기미가 낀다든가 눈에 황달, 이마 가운데 통증, 정신이상, 간질병, 손톱이 얇아지고 줄이 생기든가 손바닥이 붉어진다거나 그외 몸 전체의 각 부위에서 약간의 이상이 오고 피로를 느끼는 등의 이상을 알리는 것입니다.

내가 간 검사를 받을 때 세 분의 한국의사는 몸의 몇 군데만 진찰(약 10분 정도)하고 의료기구 검사를 하는데 반해 레이놀드 박사는 1시간 20분 정도 머리에서부터 발 끝까지, 심지어 발바닥까지 세밀하게 진찰하는 것을 보고 신체 모든 부위에서 나타나는 증상으로 현대의료장비 검사에 가까운 판정을 내리는데 놀랐습니다. 이렇게 간 기능은 우리 몸의 모든 부위에 직접적인 영향을 끼치고 있습니다.

(1) 간은 단백질을 합성하여 몸 전체의 형태를 유지하게 하며 단백질인 주요소인 아미노산으로 간에서 알부민 등을 생산합니다.

(2) 우리가 과식하거나 탄수화물을 많이 섭취하면 간은 이것을 지방으로 변화시켜 피하에 저장합니다. 그래서 살이 찌게 되고(살이 찌는 것은 좋은 현상이 아님), 콜레스테롤을 제거하며, 호르몬을 생성하는 일 등 피하지방의 저장 및 제거에 일익을 담당합니다.

(3) 화학작용으로 유독물질을 제거해 주는 일을 하는데 화학물질이나 독소 같은 것이 들어오면 분해하여 장기로 보냅니다. 즉 약물의 독소, 각 드링크제 내의 화학물질, 담배의 니코틴, 술의 알코올 성분, 술의 발효제의 독성 등 모두 간에서 분해되어 이런 것들이 넘칠 경우 간은 지쳐버리게 되어 각종 간

병의 원인이 됩니다. 독극물을 먹었을 때도 역시 간에 치명타를 주므로 죽게 되는 것입니다.

(4) 간의 또 하나의 기능은 배설작용입니다. 놀랍게도 우리가 생존하고 있는 이 시간에도 1분에 약 1되(1l) 이상의 피가 간에서 걸러내는 역할을 하며, 하루에 1되(1l) 이상의 담즙이 생산되어 담관을 거쳐 간장, 십이지장으로 들어갑니다.

이 담즙은 황색 액체인데 약 3% 담즙산, 콜레스테롤, 빌리루빈(Bilirubin) 등입니다. 이 빌리루빈만 남을 때 황달의 현상이 나타나게 됩니다.

여러분도 아시겠지만 담즙이 없다면 우리가 먹은 음식은 소화되지 못하게 되니 이 간이 얼마나 큰 역할을 하는지 알 수 있습니다. 놀라운 것은 간은 이미 손상이 된 상태에서도 25%만 건강하게 기능을 발휘할 수 있다면 생명에는 아무런 지장을 주지 않는다는 것입니다.

그러므로 75%의 간을 절제해도 나머지 25%만 건강하면 생명을 유지하는 데 별로 지장을 받지 않는다는 사실입니다.

4. 간의 특성

간이 건강한 사람은 참 행복한 사람입니다.
나는 인체구조를 알게 되면서 조물주의 오묘한 능력을 다시 한 번 깨닫게 되었습니다. 위에서 말한 바와 같이 간은 우리 장기에서 신체를 유지하는 데 제일 필요한 장기입니다.

우리 몸의 피하조직이나 각 지체와 체내에 장기의 거의 모든 부분들은 신경조직이 뇌와 연결되어 문제가 생길 경우 통증을 호소(아픈 것, 가려운 것, 부어 오르는 것, 빛이 변하는 것 등)합니다.

그런데 이상하게도 간은 감각신경이 없습니다. 문맥 부분을 제외하고는 간 전체에 어떤 손상이 와도 통증을 호소하지 않는 미련한 놈입니다. 어쩌면 멍텅구리 바보같이 쉬지 않고 일만하고 주인이 아무거나 먹어도 나쁜 것, 좋은 것 골라서 모두 나누어 주면서도 불평이나 이유를 대지 않고 옛날 군왕시대의 신하들처럼 "죽여버린다"고 하여도 "예, 황공 무지로소이다" 하는 식입니다.

간장에 해로운 것을 절제해야 한다

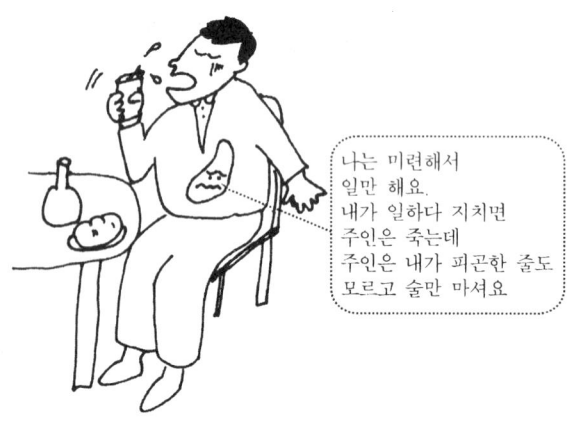

우리가 주의 종이라고 할 때 간처럼 맹종한다면 얼마나 좋을까 생각해 봅니다. 독극물이 들어와도 지쳐 쓰러질 때까지 말없이 일만하는 간이 어쩌면 불쌍하기도(?) 합니다.

우리가 마시는 드링크제(알루미늄 용기, 플라스틱 용기, 종이 용기 등)는 모두 유해물질이 소량 들어 있으나 검사기관에서 몇 PPM까지는 허용한다는 것뿐이며 유해물질이 들어 있지 않은 것은 없습니다.

또 우리 주위에서 쉽게 접하는 인스턴트 식품, 드링크제, 건강식품 등에는 얼마든지 극소의 발암물질이 들어 있다는 사실입니다. 이 모든 것들이 간에서 처리해야 하는 인체내 공해이며 이처럼 간은 여러 가지 유해한 환경 가운데 놓여 있습니다.

간이 이상 증세를 보이는 경우는 간이 탈이 났을 때 간이 부어오른다거나 간 기능을 발휘 못하므로 다른 장기나 지체에 손상을 주므로 약간의 변화가 오는 것뿐입니다.

다시 말하면 간이 부어올라 위를 누르기 때문에 위에서 이상을 호소하거나 허파를 눌러 가슴이 답답하다거나 빌리루빈 현상으로 황달이 온다거나 그외 분해작용 불량으로 피로해진다는 것으로 오진을 할 때도 많이 있으나 이미 간은 중병을 앓고 있는 것입니다.

만약 이런 현상으로 간에 이상이 왔다면 벌써 위험 수위에 도달한 것이기 때문에 건강한 분이라도 꼭 간 검사(피 검사시에도 암 검사는 별도로 하는 것을 명심해야 함)를 해보는 것이 좋습니다. 이때 의사에게 일반 피 검사가 아닌 간암 검사라고 분명히 말해야 됩니다.

II. 간병의 종류

1. 간염(Hepatitis)

간염의 주 원인은 바이러스에 의해 감염되며 바이러스는 1892년 소련의 식물학자인 이바노프스키(Iwanowskij)가 담배에서 처음 발견했으며 세균보다 작은 이 미생물은 동물의 조직이 없으면 배양할 수 없습니다. 이 바이러스 중에서 주로 간 세포에서 번식할 수 있는 것이 간염 바이러스입니다.

바이러스가 발견된 이후 1930년에 바이러스에 의하여 간염이 전염되고 발병된다는 사실을 알게 되었습니다. 바이러스가 일반 세균보다 얼마나 작은가 하면 바이러스가 들어 있는 물을 질그릇에 담아 여과된 물에도 전염된다는 사실입니다. 그런데 간염 바이러스 중에는 잠복기간이 긴 B형 간염과 잠복기간이 짧은 A형으로(맥칼<Mac Callum> 박사가 발견) 나누어집니다.

간염의 검사

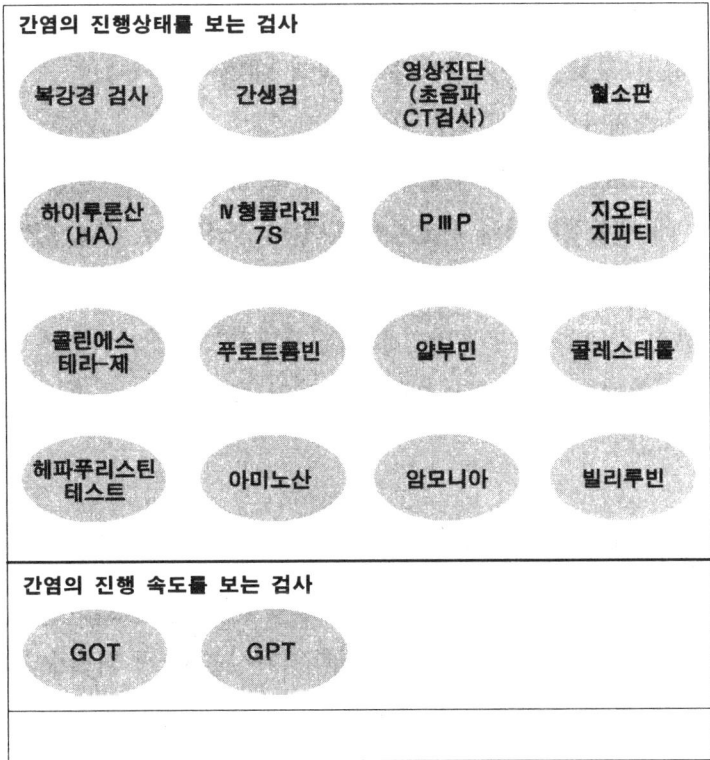

A형 간염

A형 간염은 음식물에 의하여 빠른 속도로 전염되며 가족 중 한 사람이 보균자면 온 식구가 모두 전염되지만 오열과 몸살감기 증세로 며칠 내에 끝나는 것이 보통이며 어떤 이는 아주 가볍게 치르는 경우도 있습니다.

A형 간염에 걸렸던 사람은 평생 A형 간염에 걸리지 않습니다. A형 간염이라 할지라도 중급 정도일 때는 고열이 나고 피곤하고 구토증세가 일어나며, 흰색 대변이나 맥주색 소변에 황달증세까지 일어나게 됩니다.

특히 요즈음같이 미개국(동남아, 아프리카, 남미 등)을 여행할 때 냉동음식이나 음료수에 각별히 조심해야 되며, 발병되면 안정을 취하고 의사의 지시를 받아야 됩니다.

A형 간염은 거의가 만성으로 진행되지는 않으며, 전염 초기가 위험하지만 적절한 조치를 취하면 그렇게 큰 문제는 되지 않습니다.

B형 간염

B형 간염은 1964년에 미국의 블룸버그(Blumberg) 박사가 발견하고 그 공로로 1976년 노벨 의학상을 받게 되었습니다.

B형 간염 바이러스는 잠복성으로 간염 항원이라고도 하며 이 바이러스는 직접 감염에 의해서만 전염되는 것으로 알려져 있습니다. 즉 주사를 맞을 때나 수혈을 받을 때 같은 면도기로 면도할 때, 한방 침을 같이 사용할 때, 신체접촉으로 키스, 성교, 모유에 의한 것이나 침, 소변, 상처의 분비물 등에 의하여 전염되고 있습니다.

B형 간염이 유전된다고 하나 유전은 아니고 가족끼리의 접촉(B형 간염에 걸린 산모에 의하여)에 의하여 전이되고 결혼

과 보균자의 상처의 피를 통해서 옮기기 때문에 유전처럼 생각하는 것입니다. 그러나 30% 정도는 전파 경로가 불분명한 입장입니다.

우리나라는 B형 간염이 제일 많으며(세계 1위, 미국의 110배, 국민 10명당 1명꼴) 간염 보균자이면서도 자신이 알지 못하는 분들이 많습니다. 피 검사로 간단히 알 수 있기 때문에 누구나 한 번 검사를 해보는 것이 좋습니다.

B형 간염 보균자는 항상 바이러스를 가지고 살고 있으며 여차한 경우, 다른 병으로 몸이 약해질 때 발병하게 되는 아주 못된 습성이 있습니다. 현재 한국의 B형 간염 보균자는 전 국민의 약 8%인 450~500만으로 추정하며 환자는 60만 명 정도로 밝혀져 있습니다.

B형 간염 바이러스(HBV)가 어떤 원인으로 체내에 들어가면 간장 내에서 바이러스가 조금씩 증식되어 갑니다. 이 기간을 통상 잠복기라고 말합니다.

잠복기는 1개월에서 6개월 사이인데 잠복기가 길어질수록 간염 바이러스는 약화되기 때문에 감염되어도 20~30%만이 발병하게 됩니다. 나머지 70~80%의 발병하지 않는 사람은 바이러스를 체내에서 추방하는 것입니다.

B형 간염이 체내에서 증식되어 간으로 전이되어 발병한 것이 급성 간염입니다. 처음엔 미미하다가 입맛이 없어지고 구역질이 나고 가끔씩 구토도 합니다. 이쯤되면 벌써 간이 부어

오른 상태이며 간장이 커지기 때문에 오른쪽 위 복부에 압박감이 오며 때로는 통증까지 옵니다. 소변색은 짙은 맥주색이며 소변의 거품도 노란색으로 보이는 것이 이 병의 특징입니다. 이것이 황달 현상이고 차차 피부색은 황색으로 변하며 눈의 흰자위와 입속이 노랗게 변합니다.

이 황달이 오기 전에 꼭 피로감, 권태감이 오기 시작합니다. 귤을 많이 먹게 되면 손바닥 등 피부가 노랗게 변하는데 이것은 감피증(柑皮症)이라고 하며 하루 이틀 지나면 자연히 사라지게 되는데 이런 증상은 염려할 필요가 없습니다.

B형 간염 중 무서운 것은 극증성 간염, 전격성 간염으로 발전될 가능성이 있는 것입니다. 극증간염은 생명의 위협을 느낄 수 있으므로 주의가 필요하며 이러한 경우는 전체 간염의 1%에 불과합니다.

간병의 경로

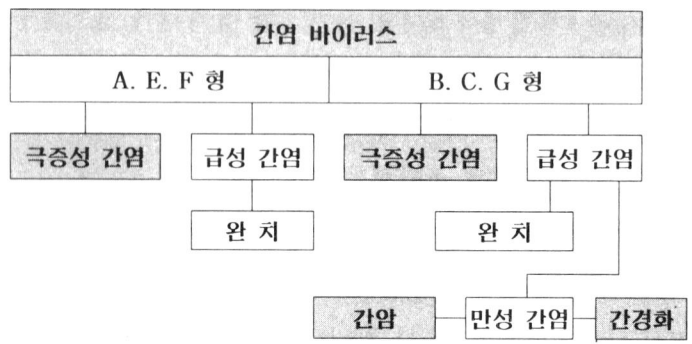

C형 간염

1964년 블룸버그 박사가 B형 간염 항원(원래는 오스트레일리아 항원이었음)을 발견한 후 수혈에 의하여 감염되는 것을 알고 B형 바이러스에 감염된 피를 가려내 철저히 감염되지 않는 피를 수혈하였으나 이상하게도 수혈받은 사람이 급성 감염에 걸리는 환자가 발생하는 것이었습니다.

그 급성 간염 환자에게서 발병직후 HBs 항원검사를 해보아도 음성으로 나오고 또 A형 바이러스에 대한 면역 블로블린 M도 나타나지 않아 많은 사람들이 간염으로 죽어가고 있었는데 1974년 미국의 프린스 박사팀이 A, B형이 아닌 제3의 간염 바이러스가 있을 것이라고 발표하기에 이르렀습니다.

그후 15년 동안 이 의문의 간염 바이러스는 A형도 B형도 아닌 BAB형이라는 의문의 이름으로 불러 오던 중 1988년 미국의 카이론(Chiron) 제약회사가 원인류(猿人類)를 사용한 동물실험에서 생물공학적인 방법에 의하여 C형 바이러스 항원을(Anti-HCV) 검출해 내는 데 성공했습니다.

앞에서도 언급했지만 현미경으로도 잘 보이지(혈액농도 10,000~100,000의 1밖에 안됨) 않는 이 바이러스를 발견하는 데 생물학자 한 사람이 50년간 연구한 시간과 비용이 들었다고 하니 실로 의학발전을 위해 연구하는 학자들의 정열을 과히 짐작할 수 있습니다.

C형 간염은 50% 이상이 전에 받은 수혈에 의하여 감염되며

이웃 일본의 경우 감염환자 70%가 C형 간염환자인데 비하여 우리나라는 대다수가 B형이며 C형은 드문 편입니다.

C형 바이러스 항원이 발견된 이후 C형 바이러스에 감염된 피는 수혈하지 않기 때문에 수혈에 의한 감염은 선진국에서는 거의 없다고 할 수 있습니다. 한 때 제약회사에서 만든 면역 그로빈 주사에 이 바이러스가 감염되어 유럽에서 수십명이 감염된 사실이 있으며 지금은 C형 환자 중 50%가 주사기를 함께 사용하는 마약 사용자들입니다.

가족간의 감염이 되지 않으며, 성교에 의하여 감염도 되지 않으며, 단 유전자 형이 같을 때만 감염된다는 사실입니다. 간혹 B형과 C형이 동시에 감염된 환자들도 있으며 이때는 병세가 빨리 악화됩니다.

C형은 80%가 만성화하기 쉬우므로 속히 치료해야만 합니다. 아직까지 C형 간염 백신은 개발되지 않고 있으며, 일본의 연구에 따르면 C형 간염이 만성으로 진행하는데는 약 10년, 간경변은 20년, 간암은 30년이 걸렸다고 합니다. 치료에 대해서는 치료편에서 자세히 설명하겠습니다.

D형 간염

C형 바이러스 항원이 발견된 이후 D형, E형, F형, G형 등 속속 새로운 간염 바이러스가 발견되었고 또 새로운 바이러스가 나올 것으로 압니다. 현재는 D형 이후의 간염은 극히 드문

편이기에 생략하겠습니다.

2. 만성 간염(Viral Hepatitis)

만성 간염은 극증성 간염과는 상충되는 골치아픈 병입니다. 간염 보균자 중 과거에 급성 간염을 앓고 완전치료를 하지 않아 5년~10년 계속해서 간염을 앓고 있는 사람입니다. 통증이 없기 때문에 간기능 검사도 해보지 않고 간염 치료를 하지 않은 채 무리한 노동을 하며 계속 술과 담배를 하며 건강을 자랑합니다.

만성 간염에 감염되었을 경우 외관상으로는 건강하나 간은 계속해서 간경화(간이 굳어지는 상태) 증세로 변하고, 간에 고름이 생기는 음성종양, 양성종양으로 변하며, 또 많은 경우 간경화에서 간암으로 변하고 있지만 간암 말기 증상이 되어도 표면상 아무런 승세가 나타나지 않아 이미 약간의 통증으로 병원을 찾았을 때는 수술도 불가능한 사형선고를 받고 1~2개월 내에 죽어가는 사람을 흔히 볼 수 있습니다.

우리나라에는 이 만성간염 환자가 세계 제1위라는 말을 들었습니다. 건강한 사람의 바이러스 보균자도 만성 환자가 많으니 누구나 간염 피 검사를 받아 보시기를 권합니다.

만성간염은 간경변으로 변화되며 만성간염 환자는 죽을 때까지 간경화 만성간염 환자로 살아야 합니다.

급성 감염의 경로

잠복기 3~4주	발아기(발병) **열이난다** **피곤하다, 구토증**	황달 **흰색대변, 커피색소변** **피부가려움증**	회복기 약간황달	완 치
0 1주	2주	3주	4주	5주

3. 극증성 간염(劇症性 肝炎, Jaundice Hepatitis)

극증성 간염은 보통 황달병이라고도 하는데 몸이 별로 아프지 않으니 대수롭지 않다고 생각하게 됩니다. 그런데 이 급성 간염을 앓는 환자가 순식간에 병세가 악화되어 의식없이 혼수상태에 빠지고 며칠 후 사망하는 경우가 있습니다. 이와 같은 급성 간염을 치명적 간염이란 뜻으로 극증성 간염이라고 합니다.

급성 간염환자 가운데 대수롭지 않게 여기다가 간염 때문에 한 가족이 비참한 운명에 처하는 경우도 있으니 이 치명적인 간염을 전문의에게 찾아가 치료를 받아야만 합니다.

이 극증성 간염의 발병 원인은 다음과 같습니다.

A형, B형, C형 간염 보균자가 몸의 어느 지체가 약해졌을 때 간염 바이러스 항체가 약해지면서 잠재해 있는 간염 바이러스가 급속도로 팽창하여 간이 붓게 되고 이때 다른 합병증이 함께 발동하면서 초급성 간염으로 변하게 됩니다.

보통 이 병은 5기로 분류하는데 그 기간은 수시간에서 수일에 이르기까지 다양합니다.

1기 = 정상적이던 사람이 발병 이후 단순한 질문에 대하여 바로 대답하지 못하고 한참 생각한 후에 답변.

2기 = 아주 기본적인 질문에 대해서도 그 답을 모르거나(생일, 가족사항 등) 피곤해 함.

3기 = 어떤 질문을 해도 멍하게 쳐다만 볼 뿐 대답을 못하고 눈을 감는 등, 감정이 없는 상태.

4기 = 완전 혼수상태(이때 눈의 동공이 작아짐).

5기 = 꼬집거나 바늘로 찔러도 반응이 없으며, 이때 눈동자가 다시 커져 있음. 5기는 가망이 없는 상태입니다.

약물에 의한 중독

파라세타몰(Paracetamol)성분의 수면제 또는 진통제, 결핵약, 주사약, 할로텐(Halothan) 등에 의하여 급성간염이 일어납니다.

독극물에 의한 초급성 간염

극약을 먹었을 때도 간 손상에 의한 사망의 원인이 되며 독버섯 등 식물성에 의한 사례도 많이 볼 수 있습니다.

수술 후 회복이 잘 안되면서 간염이 발생하는 경우도 있습니다. 이 초급성 간염은 간이 팽창하여 비대성 간염으로 되는 경우와 간세포가 손상되어 간이 절반 이하로 작아지는 황색간위측간염이 있습니다. 독극물에 의한 것이 아니면서 우리나라 B형 간염 환자 중 100명에 한 명꼴로 발생하는 무서운 병입니다.

4. 중독성 간질환

보통 간이 나쁘다 하면 과거에 술을 많이 먹었느냐고 묻는데 이 중독성 간질환이 즉 술과 관계되는 간병입니다. 중독성 간질환에는 알코올, 약물성, 독성 등이 포함되는데 먼저 알코올성 간병에 대하여 알아보겠습니다.

술의 역사는 이미 고대 이집트와 앗시리아에서 5,000년 전에 마셨다는 사실(史實)이 기록되고 있습니다. 그후 많은 왕이나 백성들이 술 중독증에 걸려 죽은 사실도 있지만 왜 죽는가 하는 것은 1967년 미국의 리버(Lieber) 박사가 알코올성 지방간을 일으켜 간염을 거쳐 간경화증으로 죽는다는 사실을 연구 발표하였습니다. 그후 술은 자연산에서 화학산으로 바뀌면서 많은 사람을 죽이고 있습니다(술의 발효, 향, 빛깔 등에 화합물을 첨가).

어떤 독일 의사가 쓴 책을 보면 술은 적당히 먹으면 간에 별로 해롭지 않고 몸의 컨디션이 좋아진다고 하여 독일에 갔을 때 그분의 근황을 알아 보았더니 원래 대주가이며 결국은 알코올중독자(알코올성 간질환)가 되었다는 이야기를 들었습니다.

그런 사람들이 쓴 글을 믿는 많은 사람들이 술로 인해 죽는다는 생각이 듭니다. 술은 절대 무익하고 해롭다고 단정할 수는 없으나 술을 마셔 혈액순환이 잘되고, 몸의 활력이 난다면 술을 마셨을 때 혈압이 평균 이하로 떨어진다는 사실을 알아야 됩니다.

화학약품이 첨가되지 않은 옛날 농주(막걸리)나 자연산 포도주는 소량을 적당히 마시면 피의 순환도 잘되고 동맥경화증도 방지되는 양약이 됩니다. 그러나 현재 시중에 판매되는 모든 술은 독주라 할 수 있습니다.

의사들은 수술 후나 일과 후 술을 많이 마십니다. 그만큼 스트레스가 많다는 것입니다. 물론 사정에 따라서 의사들이 술을 적당히 먹으면 몸에 좋다고 말을 하는 경우도 봅니다만 간이 약한 이에게는 술은 독약이 된다는 사실을 명심하시기 바랍니다.

좋은 안주와 같이 마시면 관계없다는 말도 마찬가지입니다.

어떤 이들은 건강한 사람은 술을 마셔도 간이 건강하다고 합니다. 이것도 말이 안됩니다. 특히 간이 건강한 사람이라면 늘 술을 마셔도 70세 이상 사는 사람이 몇 만 명 중에 한 사람 있을 수 있으나 흔하지 않은 사실입니다.

간이 약한 사람은 육체가 건강해도 무조건 해롭습니다. 한국의 경제가 호전되면서 중독성 간질환자와 사망자가 증가하고 있습니다.

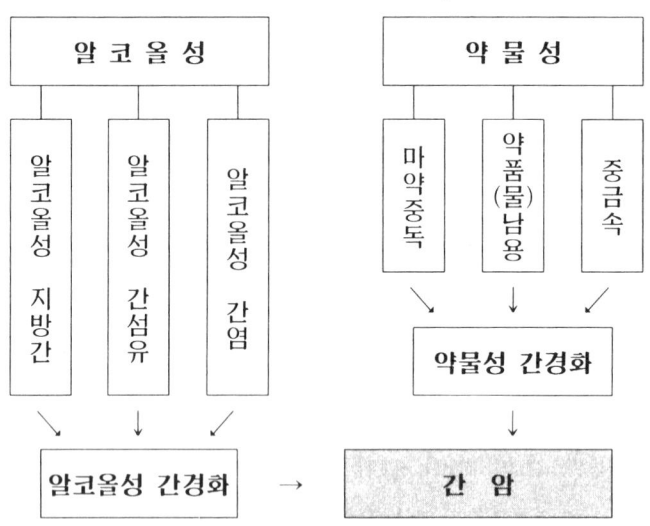

알코올성 지방간

간에는 약간의 지방간이 있습니다. 술을 자꾸 마시게 되면 간에 지방이 차서 지방간이 되어 피로해지고 결국은 진전되어 위험합니다.

알코올성 간섬유

알코올에 의해 간세포가 파괴된 후 섬유조직이 채워져 간장이 굳어지며 부어 있는 상태입니다.

알코올성 간염

원래 건강하던 사람이 알코올로 인해 몸의 하체가 약해지면서 간염 바이러스가 활동하여 발생하는 간염으로 보통 일반 간염보다 급속도로 병세가 진전됩니다.

알코올성 간경화증

술을 즐겨하거나 중독된 사람들에게 많이 나타나는 현상으로 피부에 거미 모양의 핏줄이 여기 저기 생기며 성욕이 감퇴하고 체력이 약화되어 사망에 이릅니다.

이 외에도 알코올로 인해 오는 간장의 장애는 여러 가지가 있으며 모든 간장병이 술을 마셔서만 오는 것으로 오해해서는 안됩니다. 일반적으로 오는 간질환과 중독성 간질환은 술이나 약물을 복용함으로써 발생하는 부산물이라고 보면 됩니다.

본인도 젊어서는 술을 많이 마셨는데 지금 생각하면 몸서리가 쳐집니다. 술을 마시면 힘이 솟아나고 용기가 나며 살맛나는데, 술이 깨고 나면 그만큼 모든 세포가 위축되어 불쾌하고 나른해집니다. 이것은 우리 몸을 깎아 먹는 현상입니다.

내가 과거에 여행하는 중에 알래스카, 소련, 유럽지방에 알코올 중독자(알코올성 간경화증 환자)가 많고 이것으로 인해 죽어가는 사람이 수십만 명에 이르는 것을 보았습니다. 간이 약해지는 경우는 체질에 따라 차이가 있을 뿐이며 간염 보균자는 절대로 술을 마셔서는 안됩니다.

각종 술의 알코올 농도

술	농도(도수)	허용 하루 최대주량
맥 주	3-5	1,500-2,000cc
포 도 주	6-15	1병(750cc)
청 주	13-18	600cc
소 주	20-30	1병(300-400cc)
문 배 주	40	200cc
럼 주	45-50	150cc
위 스 키	45-50	150cc
브 랜 디	45-50	150cc
와 인	50-70	100cc
마 오 타 이	60-70	100cc
보 드 카	60-90	100cc

약물성 간질환

이것은 현대의학에 난제라 할 수밖에 없습니다. 현재 생산되는 수만 종의 약품이 거의가 간에 부담을 안주는 약이 없다

해도 과언이 아닙니다. 일단 약을 먹게 되면 장에 흡수되고 난 다음 문맥을 통해 간에 들어갑니다.

　이 화학물질들이 간에 들어갈 때마다 조금씩 간에 상처를 남기게 되고 이것이 계속되면 원래의 병은 호전이 되었는데 간에 이상이 있다는 진단이 나오게 됩니다. 우리가 먹는 감기약 하나라도 간에는 해롭다고 생각하시면 한국처럼 자유롭게 약을 살 수 있는 곳에서는 한 번 생각해야 될 일입니다(미국에서는 의사 처방없이는 약을 구입할 수 없음).

　양약을 많이 먹었다면 간은 많이 나빠진 것입니다. 꼭 약의 설명서에 명시된 주의사항을 명심하시기 바랍니다.

　이 약물성 질환에 속하는 것 중에는 중독성 간질환이 있는데 쉽게 말해서 마약 상습복용자나 음독성 극약을 먹고 자살을 기도하다 치유되는 사람, 장기적으로 약을 복용하는 사람 등이 간경화로 전이되는 질환입니다. 오랜 항생제 사용에도 간은 치명적인 손상을 입게 되므로 이런 것들을 약물중독성 간질환이라고 하겠습니다.

5. 간디스토마

　간디스토마는 낙동강 하류지방에 많으며 민물고기를 날것으로 먹었을 때 기생충의 일종인 간디스토마가 입을 통하여 장을 거쳐 십이지장에서 담관으로 들어가 주로 간 안의 담로에 붙어 살고 있으며 간을 파먹고 있기 대문에 간경화증을 만듭니다.

얼마 전만해도 치료약이 없어 간디스토마에 걸리면 속수무책이었고, 몸 속에 들어온 간디스토마는 7년 동안 간을 먹고 살았고, 체온에서는 산란이 되지 않아 7년이 지나면 체내의 모든 간디스토마는 모두 죽어버렸습니다. 그러므로 이 병에 걸려 피를 토하고 죽는 사람이 많았습니다.

이런 기생충에 의하여 생기는 병으로는 지중해 연안에 간에 키노쿠스(Echinococcus)가 있고 아프리카지역에서 발생하는 간아베마병이 있으나 우리와 무관하니 생략하고, 그 외에 버섯독에 의하여 독성에서 발생하는 급성간병도 있습니다.

6. 간낭종

이 병은 선천적으로 가지고 태어나는 기형이라고 보아야 되겠습니다. 간 속에 액체 주머니가 들어있는 것으로 어떤 이는 몇 개의 물주머니가 간장 속에 들어 있는 경우도 있습니다. 이것이 보통 때는 문제가 되지 않으나 이 속에 이물질이 생겨 팽창하게 되면 가슴에 압박감이 오고 복통을 일으키기도 하는 간병이며 드물게는 그 속에서 암이 생기는 수도 있습니다.

간 혈관중

간장 속에서 혈관이 뭉쳐 있는 상태로 극히 드문 현상입니다.

7. 간농양

간농양은 간에 대장균이나 아메바성균, 기타 세균이 침투하여 고름이 생기는 병입니다. 40℃ 전후의 고열이 나고, 오한기가 있고, 간장이 부어 커지며, 오른쪽 윗배에 통증과 함께 식욕이 없으므로 체중이 급격히 줄어듭니다.
항생제를 사용하며 주사기로 고름을 빼내든지 수술하면 치료가 됩니다. 그러나 이 간성농양은 전문의가 아니면 오진하기 쉬운 병이기 때문에 확실한 진단이 필요합니다.

8. 음성종양(Tumor)

쉽게 말해서 간 안에 세균이 발생하여 곪는 현상을 말합니다. 이것을 의사들은 선종(腺腫, Adenoma)이라고 하는데 세균의 활동이 서서히 이루어지고 있는 상태로 별로 증상이 없어 환자가 자각증상도 느끼지 못하는 병입니다. 이 병은 시간이 흐르면서 차차 양성종양으로 변합니다.

9. 양성종양(Benign Tumor)

양성종양은 농양처럼 고름도 아니며 암처럼 유기질도 아닌 농축된 고름 모양으로 농양과 암의 중간으로 설명하는 게 쉬울 것 같습니다. 일반 종양과 같이 간에 침투한 세균에 의하여 생기는 현상인데 암처럼 간을 침식하지는 않지만 부종 자체가 급속도로 팽창하기 때문에 빨리 손을 쓰지 않을 때는 오히려 암보다 더 위험한 병입니다.

종양이 커져서 파열되어 복장 내에 피가 고여 있는 수도 있고 출혈하는 수도 있어서 양성종양이라고 진단되어지면 시간을 지체하지 말고 수술을 해야됩니다.

사람이 건강하다 갑자기 간암으로 죽었다면 이것은 간암이 아니라 거의가 양성종양인 것이 틀림없습니다. 또 종양에도 간 혈관에 종양이 생기는 간혈관증도 있습니다.

종양의 비교

간 낭 종	간 속에 액체(물) 주머니
간 농 양	간 속에 세균성 병집
음성종양	세균성 선종, 느리게 활동함
양성종양	농양과 종양의 증세로 암으로 전이 가능

10. 간경화(간경변, Liver Cirrhosis)

주로 만성간염이 수년 혹은 수십년 계속되면 차차 간경화가 오게 됩니다. 간경화란 문자 그대로 간이 굳어져서 경화되어

가는 상태를 말하며 굳어진 만큼 그 기능을 상실하는 상태를 말합니다.

폐결핵이 걸리면 폐가 석회처럼 굳어져 완치가 되어도 나머지 폐 기능만으로 살아가는 것처럼 간경화도 경화된 간은 재생되지 않고 나머지 간의 기능으로 살아가게 됩니다.

간장은 약 3,000억 개의 간세포로 구성되어 있으며 간에 이상 바이러스가 침범해도 정상 간세포가 파괴와 재생을 되풀이하는 가운데 원상태로 되돌아가나 간경변은 재생의 과정에서 원래 기본 구조는 깨어지고 다른 구조물로 대치되어 간세포가 섬유성분으로 변하여 가는 상태를 말하며 섬유성분으로 변화된 부분은 원상태로 돌아갈 수 없습니다.

간경변 초기라 하면 만성간염과 거의 비슷한 상태로 간장이 다소 나빠졌다고 해석할 수 있습니다. 간경변 중기라고 해도 증세로는 잘 알 수 없습니다. 그러나 간의 경화 상태가 많이 진척된 상태에서는 해독작용은 그대로 하고 있으나 쉽게 피로하고 외부적인 변화(증상난 참조)가 나타납니다.

그러므로 대상성 간경화라고도 하며, 미국에서는 B급으로 분류합니다. 간경변도 신체가 필요한 만큼 기능을 감당하면 '대상성 간경변'이라고 하며 그 기능이 저하되기 시작할 때부터 '비대상성 간경변'이라고 말합니다.

한국의 경우 60~70%가 간염에서 오며 알코올에 의한 간질환과 기타 질환에서 오는 경우가 많으며 간경화증에 의한 사망자가 매년 증가추세에 있습니다. 예전에는 노화병이라고 할 정도였으나 현재는 20~30대에도 10배가 증가했습니다. 더 자세한 것은 증상 난을 참조하시기 바랍니다.

11. 간성뇌증

간은 배설작용, 합성작용, 해독작용을 하는데 여러 가지 신진대사에 의해 생성되는 해로운 것을 담즙과 함께 담도를 통해 장으로 보내는 일을 합니다. 간에 병이 생겨 손상이 온 경우는 제일 먼저 배설 장치에 문제를 일으키며 피 속의 담즙색소인 빌리루빈이 배설되지 안고 혈액 내에 축척되어 황달이 옵니다.

그런데 만성간염이 상당히 진행되면 합성작용에 이상이 오며 이것으로 인해 혈액검사를 하게 되면 알부민 양이 감소되거나 혈액응고 요소가 혈액 내에 나타나기 때문에 알 수 있는 것입니다. 따라서 이 검사의 수치로 간경화증 말기라는 것도 알 수 있습니다. 간경화증의 말기에는 해독작용까지 불가능하게 되어 간성뇌증이 나타나기 때문에 간성뇌증은 거의가 간경화에서 비롯된다고 보는 것이 좋습니다.

간세포의 심한 파괴 때문에 해독작용이 원활하게 이루어지지 못해 암모니아나 아미노산, 지방산, 유기물질이 피 속에 증가하므로 그 피가 뇌 속으로 들어갈 때 뇌 세포에 이상이 오므로 발작, 정신이상, 간성혼수가 생기게 됩니다. 간성뇌증은 간의 활동 이상으로 불순한 세균이 혈관을 타고 뇌로 전이되어 일어나는 무서운 병입니다.

12. 간질병

간질병은 옛부터 전해 내려오는 병으로 가끔 볼 수 있는 병이었습니다. 증상은 갑자기 땅바닥에 넘어져서 허우적거리며 눈을 치켜 뜨고 곧 죽을 것같이 하다가 일어난다든가, 또는 별안간 이상한 행동이나 소리를 지르며 입에 거품을 물고 코피를 쏟으며 쓰러지는 경우도 있고, 아주 얌전하던 사람이 갑자기 미친 짓을 하기도 합니다.

이처럼 뇌의 이상으로 여러 가지 행동을 하는 경우, 우리는 옛날에 보통 간질병이다, 미친 사람이다(혹은 귀신 들렸다고도 함)라고 했는데 직접 뇌에 이상이 생기는 질환을 제외하면 거의가 만성 간뇌성 질환으로, 간에서 바이러스가 뇌동맥을 타고 올라가 뇌를 통과하는 동안 뇌에 장애를 일으키는 무서운 병입니다.

13. 간암(Hepatoma, Liver Cancer)

우리 몸의 세포 속에서 일부 세포가 이상 세포로 전이되어 그것이 하나의 군을(덩어리) 형성하는 것을 흔히 종양(腫瘍)이라고 합니다. 그 덩어리가 몸 속에서 커가면서 주위의 건강한 조직을 밀어내는 역할만 하고 반대로 주위의 건강한 조직을 파고 들어가며 파괴해 나가는 것을 악성 종양이라고 하는데 이것이 곧 암인 것입니다.

1993년 초에 한국에서 간암으로 사망한 사람만 인구 10만명당 30명으로 세계 제일이라고 합니다. 적어도 여러분 주위에 친척, 친구, 교인, 아는 사람 가운데 간암으로 세상을 떠난 사람을 쉽게 찾아낼 수 있을 것입니다.

원래 간암은 간경화증 환자의 전유물처럼 알고 있었으나 이제는 간경화와 관계없이 간암에 걸린 사람들을 많이 볼 수 있으며 간염이나 간경화 환자만이 간암에 걸린다는 안일한 생각은 버려야 될 것 같습니다. 아직까지 암이 어디서 시작이 되며 확실한 원인이 무엇인가 하는 학설이 분분하지만 정확히 알지 못하는 것이 현실이며 간암 또한 그 발병의 근원이 무엇이라고 단장할 수도 없습니다.

다만 암이 어떻게 해서 커지는가(5장의 "암의 시작과 생성"을 참고) 하는 것만이 확실하며, 크게 자라는 암의 성장을 어떻게 막을 수 있는가 하는 것이 필자의 연구 결과입니다.

(예를 들어 간이나 어떤 부위든지 2, 30cm 혹은 10cm의 암이 있다든지, 콩알 같은 암이 여기저기 퍼져 수술 불가능한 상태든지, 현재 환자가 생명과 건강만 유지된다면 현시점에서

암을 더이상 자라지 못하게 한다면 완치된 것이라고 보아도 된다는 이야기입니다. 죽은 암 덩어리가 심히 불편하다면 수술로 빼내면 되는 것입니다)

  모든 암은 머리카락 같은 모세혈관을 통하여 산소와 암의 양식을 공급받아 자꾸만 건강한 세포를 2배, 4배, 8배의 수치로 침식해 가는 무서운 병입니다.

  특히 간은 양식이 풍부하므로 다른 부위보다 더 급속도로 자라가기 때문에 간암은 단 시일에 사망하는 원인도 되는 것입니다. 또 암의 특징은 암세포는 피와 같이 우리 몸 속을 돌다가 어느 부위에서든지 복합체를 형성하면 또 암군(덩어리)을 만드는 흉악한 병입니다.

  그렇기 때문에 수술 후에 옆의 부위나 또 수술부위와 관계없는 다른 장기에서 암이 발생하는 무서운 병입니다.

  또 암이라고 해서 급성으로 모두 자라는 것만은 아닙니다. 필자의 조사한 바로는 17년 전 2cm 암 판정을 받았으나 아직도 죽지 않고 건강하게 살고 있어 본인이 비용을 들여 진단해 본 결과 아직도 암이 그대로 2cm정도 존재하고 있는 것을 확인한 바 있습니다. 또 어떤 사람은 암의 성장이 아주 느려서 3년이 지났으나 생존해 있는 것을 보기도 했습니다.

  결코 암이라고 해서 바로 죽는 것이 아니라는 것을 알게 되었습니다. 오히려 수술로 인해 4~5년 생존할 수 있는 사람이 바로 죽게 되는 경우도 얼마든지 볼 수 있습니다.

암의 전이는 원발성(다른 장기에서 멀리 이전해 온 것), 전이성(바로 옆으로 퍼지는 것)으로 구별되나 이 모든 것이 수술로는 거의 불가능하며 수술한 환자의 90%가 1~3년 내에 사망하는 것이 통계입니다.

암은 무서운 병입니다. 그러나 암은 쉽게 고칠 수 있습니다. 거의 모든 간암은 간경화증 환자에게서 발생한다고 봅니다. 한국의 경우 약 60~70% 간암환자가 간경화와 합병증인 것으로 나타나는 것을 볼 때 간염환자나 간경화증 환자는 간암 발생을 염두에 두고 검사를 소홀히 해서는 안될 것입니다(그러나 치료난에 보시면 꾸준한 노력으로 암과 상관없게 됩니다). 간 전문 의사들은 보통 3번 검사해야 된다고 말하고 있습니다.

그 다음 간염환자에게서 간암이 발생하는 확률이 높습니다. 따라서 간경화증이나 간염에 관계없이 여러 가지 원인으로 건강한 사람이 간암에 걸리는 경우도 허다합니다. 필자의 경우와 같이 아주 건강하고 외형적으로나 통증 등 아무 문제가 없었으나 이미 간암은 말기에 도달한 경우도 있습니다.

III. 간병의 증상과 진단

간에서 발생하는 모든 병은 통증이 없어 본인이 알기도 어려울 뿐더러 의사의 오진이 많은 병 중의 하나입니다. 확실한 병명을 알기 위해서 여러 경로의 특수 진찰 방법을 거친 후에 간장병 중 어느 병에 속하며 간의 어느 부분에 어느 정도 손상이 왔으며, 또 다른 장기의 건강 여부를 파악하여 올바른 치료를 받아야 됩니다.

그러므로 치료를 위해서 환자 본인도 자기가 앓고 있는 병이 어떤 병이며, 어느 음식이 좋으며, 어떻게 대비해야 하는가를 충분히 알고 있어야만 병에 대한 공포가 사라지고 예방과 치료를 할 수 있습니다.

저의 경험으로는 몇 군데 의사에게 진찰을 받았으나 무증상 혹은 간경화 등의 오진을 받았으며 간 전문의가 아니면서도 적당한 주사와 투약을 해주는 경우도 있었습니다. 이러한 일들이 병을 악화시키는 결과만 가져왔습니다. 그러므로 적어도 전문의를 찾는 것이 급선무이며 의사의 지시대로 모든 검사를 거친 후 확실한 병명을 아는 것이 중요합니다.

이곳 미국의 경우는 한국에서는 상상할 수 없는 과정을 거치는 것에 놀랐습니다. 이미 다른 의사를 거쳐 병명이 밝혀지고, 또 그 모든 데이터를 넘겨 받았는데 다시 CT검사와 혈관촬영, 조직검사를 실시하고, 나를 전에 진찰한 의사와 모든 진찰에 참여했던 의사 그리고 앞으로 수술에 참여할 의사 등 11명이 모여 1시간 이상 영상기와 오버헤드에 검사자료들을 비추어 가며 충분히 토론하고, 나에게 과거의 다른 병을 앓았던 병력들을 물으며 진지하게 토론한 후 확실한 병명과 정확한 병소의 위치 등을 설명하는 것이었습니다.

그리고 어떤 방법으로 수술하고 치료할 것인가, 또 수술은 어떤 과정을 통해서 한다는 것까지 상세히 설명하면서 간혹 수술 중에나 수술 후에 죽을 수도 있다는 것까지 설명한 후 나의 소감을 묻고 몇 가지 수술방법을 제시하는 것이었습니다. 수술방법의 장단점을 설명하며 나에게 선택의 기회를 주는데는 정말로 감탄할 수밖에 없었습니다.

그렇다고 내가 치료비를 부담하지도 않는 무료환자인데도 말입니다. 감히 한국에서는 상상할 수도 없는 일입니다.

어떤 한국의 재벌이 미국에 와서 치료하기 위하여 입원했는데 위와 같이 하니까 '야! 이 사람들이 내가 돈 많은 사람이니까 굉장히 대우하는구나' 하고 통역하는 분에게 시켜 돈 얼마를 주려다 망신을 당했다는 에피소드도 있습니다.

한국에서는 수술 전에 의사에게 팁(?)을 주는 것이 상례라고 들은 적이 있습니다. 미국에서는 만약 의사에게 이런 짓을 했다가는 모욕죄로 고발당하기 십상일 것입니다. 여하튼 정확한 진단은 정확한 치료의 지름길입니다.

1. 간염의 증상

1) A형 간염의 증상과 진단

- **증상** -

동남아, 아프리카 등 해외 여행에서 감염되었거나 해외에서 어패류를 먹은 후 감염되며 보통 감염된 후 2~6주 잠복기간을 거친 후 감기증세와 같이 B형 간염일 때와 비슷하나 A형일 때는 돌연히 발병되는 것이 다릅니다.

시초는 몸이 피곤하면서 38℃ 정도 열이 나고 오한과 두통이 있고 감기몸살처럼 아프지만 콧물이 흐른다거나 기침을 하지 않습니다. 때로는 복통을 일으켜 토하기도 하면서 서서히 가라앉는 듯하다가 황달 증세가 나타납니다.

이때 주의할 것은 환자의 타액이나 배설물에 의하여 다른 사람에게 전염되기 쉬우므로 환자는 발병 10일 전후에는 주의하는 것이 좋습니다. A형 간염이라 해도 본인도 모르는 사이에 가벼운 감기증세만 있다가 사라지는 경우도 있습니다.

- 진단 -

병원에 찾아가 글로블린(Globlin) M 검사를 받아야 합니다. 사람의 피 속에는 두 가지 단백질이 있는데 알부민(Albumin)과 글로블린입니다. 간염발병 7일 이후에 검사하여 글로블린 M이 검출되면 A형 간염입니다. 병의 증세가 호전되고 나면 다시 항체가 있는가를 검사해 보는 것이 좋습니다.

또 PCR 진찰방법도 있습니다. 이 병은 거의 만성으로는 진행되지 않으나 나은 후에도 3~4주 휴식을 취하는 것이 좋으며 한 번 앓은 사람은 평생 면역이 됩니다.

2) B형 간염의 증상과 진단

- 증상 -

 보통 B형 간염은 표면상으로 나타나지 않으며, B형 간염 보균자라도 발병하지 않고 수십년 몸에 바이러스를 지니고 있습니다. 우리 한국에는 간 환자 중 85%가 B형 간염 바이러스 보균자라는 말을 들은 적이 있습니다.
 그러나 이 바이러스를 가지고 있는 한 언젠가는 발병할 확률이 높은 것입니다. 갑자기 과로했거나 몸이 약해졌을 때 예외없이 발병하는 것이 간염의 성격입니다. 그러므로 꼭 B형 간염 검사를 받는 것이 좋습니다. 검사비용도 저렴하며 보균자라 할지라도 미리 방비책을 세운다면 면역이 됩니다.
 B형 간염이 감염된 후 바이러스의 활동이 시작되면 1~6개월 정도에 증상이 나타나기 시작합니다. 모든 간염 바이러스에 감염되면 감기몸살처럼 으시시하고 머리가 아프고 열이 나기 시작하며, 밥맛이 떨어지고 구토, 복통, 설사 또는 변비 증세가 나타납니다. 동시에 관절염처럼 사지가 아프기도 하지만 이런 증세가 서서히 진행되는 것이 보통입니다.
 열은 없는 경우도 있습니다. 감기몸살과 분간할 것은 피로가 몹시 심한 것이므로 이상하게 피로를 느낄 경우 B형 간염인가 의심하는 것이 좋습니다. 이런 경우 피로회복제나 감기약, 위장약을 찾지 말고 의사에게 보이는 것이 좋습니다. 가능하면 내과 전문의에게 가시면 올바른 진단이 나올 것입니다.

- 진단 -

보통 간 기능 검사는 피 속에 들어 있는 단백질, 비타민, 콜레스테롤, 각종 효소의 수치를 보고 판별하게 되는데 그 이유는 앞에서도 말했듯이 간은 인체의 화학공장과 같은 기능을 갖고 있기 때문에 간장 기능이 나빠지면 어떤 성분이 걸러지지 않아 피 속에 많이 남아있게 되던가 어떤 경우 적어지던가 하는 것입니다.

예를 들어 O이라고 표시해야 할 단백질이 △라고 검출되었다면 이것은 입자라고 하며 이것이 표준치를 넘어섰을 때 이것은 어떤 간염에 감염되었다고 하는 것입니다. 이 수치를 GOT, GPT라고 부르며 그 값에 의하여 판단하게 됩니다.

피 검사에서 간염 진단에 가장 중요하게 쓰이는 트랜스 아미나제(Transaminace)란 효소의 수치가 피 속에 얼마나 들어 있는가 하는 GOT, GPT 두 가지가 있습니다(혹 AST, ALT).

이 두 가지가 피 속에 얼마나 들어 있는가 하는 것이 곧 간세포가 얼마나 파괴되었나 하는 것을 측정합니다. 또 B형 바이러스는 핵산인 DNA(HBV-DNA)을 검출하여 검사하는 것이 정확하며 최선의 방법이라 하겠습니다.

그런데 간염 진단은 초기에 이런 검사를 가려내야만 진전되는 과정 등을 알아 낼 수 있습니다. 즉 수치가 올라가고 있지나 않은가 치료 결과 내려 가고 있는가 하는 것입니다. 초기 진찰은 빨리 치료할 수 있는 자료인 것입니다.

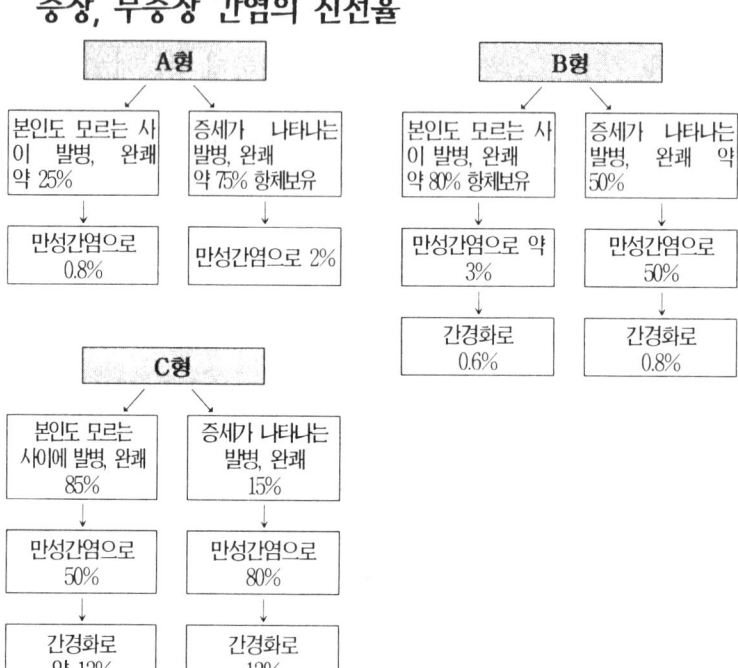

3) C형 간염의 증상

1974년 이전에는 B형 바이러스가 피 속에서 발견되지 않으면 A형 급성간염으로 알고 있었으며, A형 간염 바이러스가 다른 변이를 일으킨다고 생각했습니다. 증상은 A형과 같으며

90%가 만성화하기 때문에 속히 손을 써야 됩니다. 한국인에게는 극히 적습니다.

２. 만성간염의 증상과 진단

- 증상 -

이것을 주로 무증상 감염이라고 합니다. 간병의 종류의 만성감염에서 밝힌 대로 간염 바이러스 보균자이면서 증세가 나타나지 않는 간염이면서 다른 사람에게 전이되는 것입니다.

- 진단 -

항체검사로 만성 B형, C형 간염을 진단할 수 있습니다. 돌연변이체가 생길 때 HBV-DNA 검사하고 더 정확히 알려면 HCV-RAN 검사를 하여 진단합니다.

３. 극증성 감염의 증상과 진단

- 증상 -

다른 간염과 같은 증상이지만 빠른 속도로 심하게 열이 오르고 병세가 악화되어 황달이 나타나며 복수가 차는 경우도 있으며, 간경화, 간암으로 치닫는 무서운 병입니다. 빨리 손을 쓰지 않을 경우 혼수상태에 빠져 의식불명 상태가 며칠 계속되다가 사망하는 경우도 있습니다.

　이와 같이 위급한 상태로 발전하는 것을 극증성 감염이라고 합니다. 감기증세와 비슷하나 마른 듯한 고열이 나고 물맛도 쓰고 온 몸이 떨리며 쑤시는 증세로 급격하게 이루어지며, 신음을 하게 되고 말을 물어도 대답이 시원치 않거나 헛소리를 하는 등 이상해지면 극증성 감염이라 의심하고 일단 병원을 찾아야 합니다.

　보통 몸살감기라고 쉽게 생각하다가 생명을 잃는 수가 있습니다. 이때 감기약이나 다른 약을 복용하면 더 치명적일 수 있습니다. 절대적으로 의사의 지시를 따라야 합니다.

- 진단 -

　초기에 병원을 찾게 되면 즉시 중환자실로 옮기게 되고 진찰하게 되는데 **GOT, GPT** 값이 계속 1천, 2천, 3천 단위로 올라가게 되며, 빌리루빈 값도 일반 간염환자와 비교가 안될 정도로 높아지게 됩니다.

　병원으로 옮기는 중에도 물을 더 먹여준다거나 먹을 것을 주지 말고 찬 물수건 같은 것으로 이마와 얼굴을 축여주는 정도가 필요할 뿐입니다. 극증성 간염은 급속도로 간세포가 파괴되는 상태이므로 어떻게 하든 환자가 생명을 유지하도록 시간을 끄는 것이 최선의 방법입니다.

　하루 2,000a l 정도의 포도당을 공급하여 부족한 에너지를 보충해 주면서 계속 체크해 나가면 생명을 구할 수가 있습니다.

이 극증성간염에 걸리면 몹시 피곤하며 얼굴에 검게 기미가 낍니다. 그리고 서서히 몸의 무게가 줄기도 하고 나른하여지며 눕고 싶어합니다. 심해지면 입으로 각혈을 하고 죽음에 이르게 됩니다. 드물게 우리나라에서도 독버섯을 먹고 급성간염에 걸려 죽는 경우가 있습니다. 이런 경우 급히 응급실로 옮겨야 합니다.

4. 중독성 간질환 증상

알코올성 간질환 증세는 여러 가지 형태로 나타나지만 몹시 피곤하며 무슨 일에 몰두할 때는 느끼지 못하나 가만히 있으면 맥이 빠진 것처럼 나른하고 일에 의욕을 잃게 됩니다.

중독성 간염이 있으면 체중이 줄거나 입맛이 떨어지는 경우도 있고 가끔 열이 날 때도 있으며 몸살감기 같으나 콧물이 흐르지 않는 것이 특징입니다.

알코올성 경화증은 처음에는 별로 증세가 나타나지 않으나 차츰 몸이 약해지는데 계속 혹은 가끔 술을 마시면 급격히 약화되어 체중이 줄고 피부에 가느다란 거미줄 모양의 핏줄이 서게 되고 암으로 전이되며, 급속도로 간장이 침식되고 이러한 때는 일반 간경화와 암의 증세와 같은 현상이 나타나지만 피부에 붉은 반점이 생기기도 하고 눈꼽이 끼기도 합니다.

일반 알코올 중독자는 코 끝이 붉어지기도 하지만 손이 떨리는 수전증이 있기도 하고 눈에 충혈이 되거나 황달이 생기기도 합니다. 점차 심해지면 뇌에 손상이 오므로 횡설수설하기도 하고 기억 상실증이 되기도 합니다.

외형적으로는 별로 이상이 나타나지 않는 환자도 있으나 먼 산을 바라보며 무엇인가 생각하는 것 같은 심각한 표정을 하지만 감성이 없습니다. 사람에 따라서는 콧물을 흘리거나 침을 흘리기도 하고 눈물이 흐르는 경우도 있습니다. 이런 증상이 오면 간경화에 이른 것으로 봅니다.

초기 알코올 중독성은 간장에 중성지방이 차는데 이것을 알코올성 지방간이라고 하며, 이것이 중독자의 1단계 상태입니다. 피로감을 느껴서 식사후 위가 답답하고 동시에 오른쪽 배 위로 자주 압박감이 오며 오른쪽 등 뒤로 뻗어 가기도 합니다. 간비대증이 간경화를 이르게 합니다. 약물중독의 간질환도 비슷하나 약간 건성에 속합니다.

-- 진단 --

지방조직의 지방이 알코올로 인해 간에 보내짐으로 오른쪽 갈비뼈 밑을 만져보면 굳어진 간이 만져집니다. 이 지방간 검사는 조직검사로 하는 것이 제일 정확하며 CT검사도 병행합니다. 이때 간염, 간경화 등의 여부를 알아내게 됩니다. 우리나라에서 가장 흔한 지방간은 대개 알코올 중독 환자가 걸리는 것이 대부분입니다.

5. 간디스토마의 증상과 진단

- 증상 -

민물고기를 먹지 않는 한 염려할 것 없으며 일단 붕어회나 잉어회를 먹은 사람은 간디스토마에 걸렸다고 보는 것이 좋을 것입니다. 간디스토마에 걸리면 몸이 피곤해지고 얼굴이 검버섯(기미)이 끼고 어떤 경우 눈꼽이 자주 끼며 몸에 힘이 빠집니다.

다른 간병처럼 간이 붓거나 하는 증세는 잘 나타나지 않기 때문에 아픈 곳은 별로 없으나 이런 증세가 계속되다가 별안간 입으로 피를 토하거나 혹은 소변으로 붉은 피오줌이 나오거나 대변이 검은 색으로 됩니다. 간혹 황달로 나타나는 수도 있습니다.

- 진단 -

민물고기를 날로 먹은 사람만 걸리는 바이러스가 아닌 기생충에 의한 병으로 간디스토마가 간을 먹고 사는 무서운 병이며 피, 대변 검사로 알 수 있으며 심하면 초음파나 CT검사까지 해서 간의 손상을 확인해야 합니다. 초기에 발견하면 쉽게 고칠 수 있는 약이 개발되었습니다.

6. 간낭종 간혈관종 증상과 진단

- 증상 -

간 속에 물주머니가 생기면 앞에는 갈비뼈로 뒤에는 척추로 포위되어 있는 간이 옆의 위와 밑의 장을 밀어내어 속이 답답하고 옆구리 통증이 오며 간낭종이 커지면 오른편 윗배가 부어 오르고 상복부에 압박감이 옵니다.

외관상 나타나는 증상은 별로 없으나 피로하고 부어오른 간이 위장을 눌러 음식을 조금만 먹어도 배가 불러 제대로 음식을 먹을 수가 없습니다.

- 진단 -

피 검사로는 신통한 결과를 얻을 수 없으며 초음파 검사로 물집이 있는 것을 발견할 수 있으며 비교적 암과 잘 구별됩니다. CT촬영으로 크기와 위치를 정확히 알아낼 수 있습니다.

7. 간농양의 증상과 진단

- 증상 -

간에 고름이 생기는 병이므로 40℃ 고열이 나고 심한 몸살처럼 오한이 나고 얼굴이 노래집니다. 간장이 부어 오르기 때문에 가슴이 답답하고 윗 배에 통증이 오며 식욕이 떨어지면서 체중이 줄게 됩니다.

얼핏 보기에 심한 몸살 같이 보이나 가슴이 답답하고 오른쪽 간 부위의 다른 장기들에 약간 통증이 오는 것이 몸살과는 완전히 다릅니다.

- 진단 -

초음파 검사와 CT촬영으로 간단히 알 수 있습니다. CT로 보면 간단하게 간암과 구별이 되며 농양의 위치와 크기 등을 알아낼 수 있으며 치료가 가능하고, 간암은 고정체로 검게 보이나 모든 농양이나 종양은 복수와 암 증세의 중간 형태로 나타납니다. 즉 간장에 고름이 들어 있다고 생각하면 쉽습니다.

8. 음성종양의 증상과 진단

- 증상 -

별로 자각증상이 없으며 증상으로는 알 수 없습니다.

- 진단 -

앞의 간농양의 진단과 동일합니다.

9. 양성종양의 증상과 진단

- 증상 -

초기에는 별 자각증상이 없으나 종양이 비대해지면 간이 커지므로 오른쪽 옆구리에 가끔 통증이 오며 음식을 별로 먹지 않아도 배가 부른 것 같습니다.

  암은 비교적 서서히 자라지만 종양은 하루가 다르게 자각증상이 느껴지며 피로해지고 포감만을 느끼게 됩니다. 황달이 오기도 하지만 모두 그런 것은 아닙니다. 의사들도 증상만으로 보아 간암 말기와 혼돈하기 쉬우므로 확실하게 조직검사를 해야 합니다.

  - 진단 -

  뒤에 나오는 간암 진단법과 동일하나 모든 검사로 암인지 종양인지 간단하게 진단을 내릴 수가 없습니다. 간암으로 진단하고 수술 결과 양성종양으로 밝혀지는 수도 있습니다. 모든 검사를 한 후에 반드시 조직검사를 해서 암이 아니라는 확인을 했을 때 일단 안심해야 합니다. 때로는 간암인데도 조직검사에서 종양이라고 나오는 경우도 종종 있습니다. 복강경으로 보면서 생검을 해서 조직검사를 하면 전형적인 경우 정확하게 진단이 내려지지만 암도 종양도 아닌 경우에는 구별하기 어려워 간단하게 진단을 내리지 못하고 수술에 임해야 할 경우도 있습니다.

10. 간경화 증상과 진단

- 증상 -

이 병은 초기나 중기에는 거의 증상이 없으며 어떤 경우 간기능 검사의 수치도 정상과 별차이가 없는 사람도 있습니다. 그러다가 간경변으로 간장이 굳어져 피의 흐름이 나빠지게 되면 복부의 장기로부터 피가 간에 흘러 들어가는 문맥에서 피가 모여 있게 되므로 그 상류에 피가 고이게 되기 때문에 위궤양이나 지혈이 잘 안되거나 호르몬 생성이 안되며 성교가 약해지는 등의 현상이 오게 됩니다.

다음 증상으로는 이유없이 온 몸이 뻐근하다거나 신체의 특정 부위에 관계없이 약간 결리는 증상이 나기도 합니다. 그래서 의사를 찾아가서 그 부위를 검사해도 이상이 없다고 하며, 얼굴 옆 부위에 반점이 생긴다던가 몸에 백색점이 하나 둘씩 생기고, 손톱이 얇아지며 갈라지고 손바닥이 붉어오르거나 뇌가 가끔 찌뿌등하며 아프기도 하고 현기증이 나기도 하며 엎드리면 쉽게 멀미증상이 옵니다.

또 피로감이 점점 더해지고 식욕이 감퇴되고 밥을 조금만 먹어도 배가 부르며 방귀가 잦아지고 몸무게가 늘지 않거나 약간씩 줄어듭니다.

또 가슴, 어깨 등에서 피부의 모세혈관이 확대되어 있는 것을 볼 수 있고 붉고 작은 반점이 중앙에 있고 실처럼 가는 혈관이 그로부터 방사상으로 뻗어져 있어 그 모양이 거미가 발을 뻗치고 있는 형상과 같다고 하여 거미혈관(Vascular Spider)이라고도 합니다.

또 호로몬의 변화로 남자의 젖가슴이 커지는 경우도 있습니다. 또 다리 아랫부분이 붓거나 가려운 증세도 옵니다. 간의 해독작용 불능으로 뇌에 이상이 오기 때문에 건망증이 심하며 간성뇌증으로 발전되기도 합니다.

이 모든 증상은 간장의 기능상실로 피가 완전히 분해되지 못하거나 간장내의 피의 순환이 원활하지 못한데서 오는 희귀한 현상이라 할 수 있습니다.

간경화증은 급성간염처럼 배설작용이 먼저 손상되지 않기 때문에 상당히 진행되도 황달이 잘 나타나지 않고 간경화에서 황달이 나타나면 그것은 간경화가 악화된 상태입니다.

만성간염이 상당히 진행되면 합성작용에 이상이 옵니다. 이것은 혈액검사 때에 알부민의 양이 감소되거나 혈액응고 요소가 피 속에 부족하게 나타나기 때문에 알 수 있고, 또한 간경화증의 중기 혹은 말기에서도 흔히 볼 수 있습니다.

따라서 혈액응고 요소나 알부민의 양이 혈액 내에서 얼마나 감소되었는지를 검사함으로써 간경화증이 말기에 가까워졌는지도 알 수 있습니다. 또 어떤 환자들은 복수가 차고 황달이 심하여 혼수상태가 오는 등 그 증상은 여러 가지로 나타납니다.

간경화증을 증상별로 나눈 3기

A. 초기 증세
아무런 합병증도 없고 간장기능이 정상과 같은 증상으로 간의 어느 부분에 경화증세가 시작된 시기를 말합니다. 이 시기는 적절한 치료를 하게 되면 훼손된 간의 부분을 재생시킬 수 있기 때문에 조기 발견이 매우 중요합니다.

B. 중기 증세
간 기능 중에 합성과 배설기능이 정상보다 점차 저하되는 단계의 합병증이 오는 단계이며 해독기능은 정상입니다.

C. 말기 증세
간 기능이 30% 정도로 해독기능마저 떨어져 황달이 오며 여러 가지 합병증세와 간성뇌증 등을 동반하는 위험한 시기입니다.

- 진단 -

위에서 말한 바와 같이 증세도 없고 간 기능검사 수치로도 나타나지 않아 장이나 위수술을 하면서 간장을 살펴보고 간경화증을 발견하는 경우도 있으니 이런 경우 영상진단이나 간조직검사로밖에 알 도리가 없습니다.

만성간염으로부터 간경화로 변해가는 초기에는 혈액검사나 환자의 증상만 가지고 만성간염과 간경화증은 구별하기 어려워 오진이 많아지게 됩니다. 그러나 오진했더라도 만성간염과 간경화 등의 초기는 그 치료방법이 똑같기 때문에 치료에는 상관이 안됩니다. 의사들도 간경화증이나 간병은 오진하기 쉽고 치료에 애를 먹기 때문에 간 전문의는 그리 많지 않습니다.

대부분의 간병환자는 합병증으로 다른 곳에 이상이 있어 의사를 찾아오는데 벌써 이 때는 중기이기 때문에 너무 늦습니다.

외부에 나타나는 증상만으로 간경화의 차도를 평가할 수 없는 것이 모든 간병의 특징입니다. 체질에 따라서, 병의 진행과정에 따라 초기증상에도 중기로 보일 수가 있으니 용기를 가지고 검사를 받는 것이 좋습니다.

처음에는 간기능 혈액검사, 초음파검사, 조직검사, CT촬영 등을 거쳐야 됩니다. 혈액검사로는 혈소판, 히야루론산, 간섬유 표지자와 간생검 등이 있습니다.

조기 진단은 조기 치료의 희망이 있으니 독자 여러분은 아무리 바쁘더라도 또 아무리 경제적으로 어렵더라도 조기 진단을 받으시기 바랍니다. 그리고 병명이 확인되면 치료는 현대의학이나 또 경제적으로 부담없는 식물치료, 식이요법 등이 있습니다(4장 치료와 식사 난 참조).

11. 간성뇌증의 증상과 진단

간은 배설작용, 합성작용, 해독작용을 하는데 여러 가지 신진대사에 의해 생성되는 해로운 것을 담즙과 함께 담도를 통해 장으로 보내는 일을 합니다. 간이 병이 생겨 손상이 온 경우 제일 먼저 배설 장치에 문제를 일으켜 피 속의 담즙색소인 빌리루빈이 배설되지 않고 혈액 내에 축적되어 황달이 옵니다. 그런데 만성간염이 상당히 진행되면 합성작용에 이상이 오며 이것으로 인해 혈액검사를 하게 되면 알부민 양이 감소되거나 혈액응고 요소가 혈액 내에 나타나기 때문에 알 수 있는 것입니다. 따라서 이 검사의 수치로 간경화증 말기라는 것도 알 수 있습니다.

간경화증의 말기에는 해독작용까지 불가능하게 되어 간성뇌증이 나타나기 때문에 간성뇌증은 간경화에서 비롯된다고 보는 것이 좋습니다.

간세포의 심한 파괴 때문에 해독작용이 원활하게 이루어지지 못해 암모니아나 아미노산, 지방산, 유기물질이 피 속에 증가하므로 그 피가 뇌 속으로 들어갈 때 뇌 세포에 이상이 오므로 발작, 정신이상, 간성혼수가 생기게 됩니다. 간성뇌증은 간의 활동 이상으로 불순한 세균이 혈관을 타고 뇌로 전이되어 일어나는 무서운 병입니다.

- 증상 -

증상은 앞에 말한 극증성 간염과 비슷합니다. 만성간염, 극증성간염, 간경화에서 황달이 오지 않고 간성 혼수상태가 오는 경우도 있으나 일반적으로 황달이 오면서 간성뇌증으로 진행됩니다.

이 병도 극증성 감염과 같이 5기로 진행되며 그와 비슷하나 다만 뇌에 이상이 오므로 간성뇌증이 가벼울 때는 명랑하다가 갑자기 우울해지기도 하고 정신나간 사람처럼 멍하니 천청만 본다든가 자제력을 잃고 큰소리로 떠든다든가 폭력을 쓰기도 합니다.

예전에 한국에서는 간성뇌증에 걸린 사람을 귀신이 들려 미쳤다고도 했습니다. 때로는 반응이 없고 말이 느려지고 뾰죽한 것으로 찔러도 별로 반응이 없습니다. 입에 석태가 끼며 이상한 냄새가 납니다.

12. 간질병

- 증상 -

평상시에는 아무 일이 없다가 집에서나 거리에서나 할 것없이 별안간 발작을 일으킵니다. 뇌의 작용으로 기억력이 없으며, 환자 자신이 자기의 행동을 알지 못하고 혹시 안다해도 자제할 능력이 없습니다. 자제한다기보다 환자 자신도 어쩔 수 없는 무서운 병입니다.

생각자체가 멍청하니 힘이 없고 식은땀을 자주 흘리며 잠 잘 때나 보통 때도 중얼중얼하며, 때도 없이 발작을 하면 입에 거품을 물고 허덕인다든지 소리를 지르든지 심하면 피가 나오는 경우도 있습니다. 이것은 간성뇌증의 증상과 같으나 만성적인 현상을 나타내고 있습니다.

- 진단 -

간의 손상으로 바이러스가 뇌의 혈관을 통과하는 시간에만 발작하나 원인은 간의 이상에 있으므로 진단법은 간성뇌증과 동일합니다.

13. 간암의 증상과 진단

- 증상 -

모든 암이 그러하듯이 간암도 초기에는 특별한 증상이 없습니다. 피곤하다고 하지만 그 피곤함이 일을 해서 피곤한 것인지 심신이 불편하여 피곤한 것인지 구별할 수 없습니다.

어떤 분이 쓴 책을 보니 원인없이 몹시 피곤하거나 별안간 체중이 줄고 오른쪽 갈비뼈쪽이 통증이 오며 오른쪽 갈비뼈의 밑이 딱딱하게 느껴지면 간암일 것이라고 검사를 받아 보라고 소개한 내용을 보고 웃음이 나왔습니다.

필자는 수없이 많은 간암환자를 만나 대화해 보아도 중증이 될 때까지 다른 곳이 아픈 합병증 환자를 제외하고는 한 사람도 증상을 느낀 사람이 없었습니다. 간암은 아무런 자각증상이 없습니다.

왜냐하면 간암이 간 속에 자리잡고 커가는 한 간은 50%를 침식한다해도 간은 여전히 일을 하기 때문입니다. 또 아프지도 않고 간경화나 만성간염 환자일 경우 간염, 간경화에서 느끼는 느낌 이외에 다른 느낌이 없는 것이 간암이 무서운 원인입니다.

그래서 간에 암이 있어도 환자 자신이 모르기 때문에 과로하게 되고, 과로하여 몸이 허약해지면 급속도로 암 면역항체는 약해지고 암 항체는 활발해지므로 병세가 악화되는 것입니다.

저는 건강한 사람도 1년에 한 번쯤은 경비도 저렴한 암 피검사(일반 피검사가 아님)라도 받아 보기를 권합니다. 1년 전부터 피검사만으로도 우리 몸에 암이 있는지를 알아보는 검사법이 개발되어 아주 쉽게 암의 존재여부를 알 수 있습니다.

간암에 걸렸을 경우 표면상 나타날 수 있는 증상 몇 가지를 살펴보면(제가 조사한 바로는) 다음과 같습니다.

간이 피의 거름을 원활히 하지 못하고 몸 속의 산소부족 등으로 머리를 땅으로 굽히거나(책상 밑 같은 곳에 무엇을 찾는다고 1~2분 굽히면) 거꾸로 서는 경우 심한 현기증이 옵니다. 그 원인은 간이 100% 피를 통과시키지 못해 잠시 문맥쪽에 피가 몰려있기 때문입니다.

가끔 이마 양쪽 혹은 명치 중앙 부분이 지긋하게 통증이 옵니다. 손톱이 얇아지고 손톱에 결이 대나무 표면처럼 보입니다. 어떤 분은 손톱 한두 개가 갈라지는 경우도 있습니다.

양쪽 귀 밑쪽에 약한 갈색 버짐이 나타납니다. 피부에 윤기가 없어지고 퇴색한 듯한데 이것도 체내의 산소 부족으로 오는 원인 중의 하나입니다. 평상시보다 피곤하여 일찍 잠자리에 눕고 싶고 아침에 깨어나도 일어나기가 어렵게 느껴집니다.

이 외에도 외적증상으로 몸 전체 부위를 보아 80% 알아낼 수 있습니다. 그러나 이것은 전문적인 지식이 있을 때만 가능합니다.

간암이 중증일 때 즉 말기 증상에 도달하면 서서히 증상이 나타나기 시작하는데 어떤 환자는 자각증상을 느낀 지 몇 주 만에 사망하는 경우도 있으니 자각증상만을 의지하는 것은 믿을 수 없는 것입니다.

간이 약 50%밖에 일을 하지 못하게 되었을 때야 비로소 피곤한 증세가 오기 시작합니다. 이때는 보통 때의 피곤함보다 심하여 눈도 피곤하고 별일도 안했는데 심히 피곤해집니다.

어느 교포가 시간에 쫓기는 일을 하다보니 피곤함도 일 때문이려니 하다가 영주권 신청문제로 신체검사를 받아 오라기에 기다리고 기다리던 영주권을 받는다는 기쁨으로 병원에 가서 검사를 받은 결과 간암 말기증상이란 진단을 받고 큰 병원으로 가서 단층촬영을 받아보니 이미 간 전체가 암이 퍼져 손도 써보지 못한 채 두 달 만에 8년 동안 고대하던 영주권을 받지 못하고 세상을 떠나고 말았습니다.

이 세상에 생명보다 귀한 것은 없다고 성경은 말씀하고 있습니다.

그 다음 이유없이 별안간 체중이 5~10파운드 줄어드는 경우도 의심을 해볼만합니다.

간암이 크게 자라고 있을 때는 가슴이 뻐근하거나 명치부분이 무엇으로 쑤시는 것같이 아프다가 괜찮고 또 손가락으로 눌러 보면 양쪽 갈비 사이가 아프기도 합니다. 오른편에 겨드랑이에서 한 뼘 아래나 그 아래 부분에 통증이 오기도 하며 오른쪽 사타구니 위쪽으로 통증이 옮겨 가기도 합니다.

또 배고플 때는 별로 못느끼다가 음식을 조금만 먹어도 가슴이 뻐근하고 답답해지기도 합니다.

간의 아랫부분에서 암이 자랄 경우 오른쪽 갈비뼈 아랫부분에 단단한 것이 만져지기도 합니다. 그러나 암이 간 전체에 여기 저기 퍼져 있는 경우 만져 보아도 알 수 없습니다. 어떤 경우 등쪽이 약간 쑤시는 통증이 있는 분도 있었습니다. 아무튼 이런 증세가 있을 때에는 간장에 이상이 생겼을 수도 있다고 생각하고 간암진단을 받아보시는 게 좋겠습니다.

- 진단 -

제일 간단한 진단은 혈액검사입니다. 몸 속에 암이 발생하면 피 속에 효소의 일종인 알카린 포스파타제(Alkaline Phosphatast)가 증가합니다. 그러므로 ALP와 LDH값이 높으면 간암이라고 보고 그 다음 검사를 하게 됩니다.

또 ALPHA- FETO PROTEIN(AFP단백질)과 PIVKA Ⅱ 마커를 검사해 그 수치가 높으면 간암으로 의심하고 그 다음 검사를 하게 됩니다.

그런데 독자 여러분들이 꼭 알아야 될 것은 일반내과 의사들은 대부분 간암이나 모든 간병에 대하여 잘 모르고 있습니다. 간 검사를 한다 하더라도 여러 사람에게 물어서 간 전문의를 찾아가는 것이 현명한 일인 것을 제 경험을 통해서 알았습니다.

어떤 의사의 경우 ALP, LDH, AFP, GOT, CPT 값이 상승했을 경우 간암이라고 경솔하게 단정하는 분도 있습니다. 그러나 AFP의 경우 수천ng(나노그램)까지 올라가도 몇 주 후 다시 떨어졌다고 하면 간암이 아닐 수도 있습니다.

어떤 수치이든지 간암일 것이라는 가정일 뿐이지 더 자세한 검사를 거치기 전에는 간암이라고 단정할 수는 없으니 전문의의 진단이 필요합니다. 그러나 어떤 경우 그 수치가 낮거나 정상일 경우도 간암인 경우가 있습니다.

그 다음으로 초음파 검사를 하게 됩니다. 초음파는 사람의 귀로는 들을 수 없는 주파수가 높은 소리를 이용하여 간의 모든 부위에 초음파를 보내면 그 반사파의 파장의 형성이 컴퓨터 화면에 나타나므로 간장의 크기와 형태, 암의 크기 등을 알 수 있습니다.

이 초음파 검사는 환자를 눕혀 놓고 피부에서 초음파를 보내는 방법으로 여러 번 해도 인체에 아무런 해가 없으므로 널리 사용되는 검사법이지만, 어떤 경우 농양인지, 종양인지, 간경화인지, 간암인지 잘 구분이 안될 때도 있으므로 일단 암이라고 의심이 가면 컴퓨터 단층촬영을 하는데 이 검사를 CT(Computed Tomography) 검사라고 하며 CT촬영을 할 때는 공복에 형광액을 탄 음료수를 0.5l 정도 마시고 난 후 환자를 CT 촬영기 안에 넣고 촬영기를 360° 회전시키면서 간의 단층을 촬영하여 정확한 암의 위치와 크기를 찾아냅니다.

더 정확히 알기 위해서 혈관조영 촬영을 하기도 합니다. 혈관에 조영제를 주입하여 X레이 사진을 찍는 방법인데 이것은 암은 모세혈관이 형성되기 때문에 혈관조영 촬영으로 모세혈관이 형성된 암을 찾아내는 방법으로 초음파검사, CT검사, 혈관조영 검사를 하면 90%까지 간암 검사는 정확하지만 이 검사들은 인체에 몹시 해롭습니다. 또 인체에 해를 주지 않는 검사로는 MRI(Magnetic Resonance Imaging) 진단법이 있습니다.

간암 진단 순서

피 검사	ALP, LDJ, AFP	피의 단백질 수치 등으로 암이 있는가 확인하고 의심이 가면 다음 순서로 진행됨.
초음파 검사	간종양의 위치와 크기	이 검사는 인체에 해가 없고 간편하나 작은 것은 나타나지 않는다.
CT 검사	단층촬영 및 검사	간을 작은 부위로 쪼개어 세밀히 검토한다.
조직 검사	병원균 및 바이러스 확인	위에서 나타난 것을 직접 조직을 떼어내어(화면을 보면서) 조직을 검사한다.
혈관촬영 검사	조영제를 투여하여 검사	조영제를 혈관에 투입시켜 모세혈관의 형성과정을 확인한다.
MRI 검사	자기공명 영상 진단법	위의 방법들로 의심이 갈 때 검사하는데 1cm의 작은 암과 여러 개의 암을 찾아낸다.

한국말로는 자기영상 진단이라고 말할 수 있을 것 같습니다. 강력한 전자장 속에 환자를 넣고 간장 사진을 찍는 것인데 인체에 금속 성분이 들어있으면 할 수 없으나 이 검사는 아주 작은 암들이 여러 개 있을 때도 정확하게 검출해 냅니다.

그 외에 조직검사도 있으나 지금은 간암에는 별로 사용하지 않습니다. 혈액검사와 초음파검사는 비용이 적게 드는 반면 그 외의 검사는 비용이 10여배가 드는 단점도 있습니다.

IV. 간병의 치료와 식사 (기본 상식)

앞에서도 기술했듯이 우리 형제들이 간암으로 세상을 떠났기 때문에 나는 누구보다 더욱 간암치료에 열심이었고, 또 내가 간암 말기증상에서 살아나기 위해 기도하며 많은 의료서적과 간에 관한 책들을 보면서 나의 병을 고치게 되었습니다.

하루는 기도하는 중에 "네가 고통 당하는 네 형제자매를 사랑하느냐" 하는 주님의 음성을 듣고 나처럼 고통당하는 이들을 위해 서투른 글을 쓰게 되었고, 이 글을 몇 분의 의사에게 보였더니 며칠 후 어떻게 이렇게 전문지식을 배웠느냐면서 과거에 의과대학이나 의술에 종사한 경험이 있느냐며 놀라면서 칭찬을 아끼지 않는 것이었습니다.

그러나 솔직히 말해서 의과 계통 교육을 받은 적은 없으나 엄청난 병들을 앓을 때마다 직접 의학서적을 보고 자가치료하며 60 평생을 살아온 것은 사실입니다.

그러므로 이 책을 읽으시는 분이나 그의 가족들이 틀림없이 무서운 암에서 치유될 것을 믿습니다. 여기에 치료의 과정들을 정리하면 다음과 같습니다.

첫째 :
미국이나 한국이나 같은 병을 놓고 여러 가지로 설명한 학

설이 있습니다(골치아플 정도로). 여러분들이 책을 읽을 때 어느 한 책에 너무 깊이 현혹되면 병을 고칠 수 없습니다. 한국 서적도 여러 권 보았지만 저마다 치료방법이 달랐습니다. 그러므로 저는 지금까지 간에 대하여 언급한 책들을 보며 이 학설이 연구단계인가, 어느 소그룹의 학회발표인가, 국가나 세계적으로 권위 있는 학회학설인가를 매우 중요시했습니다.

둘째 :

현대의학, 한방의학, 식이요법, 민간요법, 특수지방요법, 침구 등 다방면으로 연구하되 무엇이 병소를 없애며 치료할 수 있는가를 염두에 두었습니다.

모든 서적들은 현대의학을 전공한 분은 한방이나 민간요법은 거의 무시하고 한방이나 한의학은 현대의학을 불신하며 어떤 경우 무조건 수술을 하면 죽는다는 식으로 저술한 책도 있었습니다.

그런데 본인은 모두 수용하며 무엇이 올바른 치료제이며 그 속에 어떤 성분이 병소를 소멸하는가를 연구하였습니다. 그 중에서 확실한 효력이 있는 것만 선택하여 사용하였습니다.

어떤 경우 신문에 어느 버섯이 암에 특효가 있다고 했다면 그 버섯 값은 금값으로 팔리고 어떤 영양제가 항암제라하면 불티나게 팔리며 어느 곳이 장수촌인데 그곳에서 생산되는 무엇이 좋다더라라는 이야기도 많이 있습니다.

본인이 간암에 시한부 인생이란 소문이 퍼지자 나의 멤버들이 세계 도처에서 좋다는 약을 모두 구해온 듯합니다. 스위스, 알젠틴, 하와이 어느 소군도에서 구할 수 있는 약초, 북미주에서 동물의 간과 쓸개, 스웨덴에서 물고기의 무엇 등등 각국에서 보내 주셨습니다.

한국뿐 아니라 어느 나라든지 이 불치의 병이라는 암을 놓고 고치는 약은 없는데 좋다는 약은 많았습니다.

내가 만나 본 암환자의 가족들의 이야기가 아기태, 굼벵이, 뱀 등 이루 헤아릴 수 없이 끔찍한 것들까지도 살아보기 위해 좋다는 약은 모두 써 보았는데 죽고 말았다는 것입니다. 기가 막혔습니다.

셋째 :

간암에서 완치되었다는 분들은 어디든지 찾아가 만나 보았습니다. 2년 전에 라디오 방송에 나와 안식교 이모 박사가 하는 채소 식이요법으로 완쾌되었다는 간증을 두 번이나 하였던 사람과 1년 전에 같은 모임에서 간증한 두 분을 만나 보았습니다.

2년 전에 간증한 분은 병원에서 모든 검사를 거쳐 간암인 것이 틀림없었습니다. 내가 만났을 때는 이미 가망이 없었고, 2년 전 간증한 것을 후회하며 의사의 말이 가만히 있어도 2년은 살 수 있었다며 효과는 없이 오히려 그동안 잘 먹지 못해 더 약해졌다고 이모 박사를 원망했습니다.

또 한 분은 이미 죽었고, 다른 한 분은 완전한 병원 데이터가 없는 분이라 건강하지만 암이었는지 믿을 수가 없었습니다.

또 어떤 분은 의사는 수술하면 살 수 있다고 했는데 가족과 주위에서 간은 수술하면 거의 죽는다고 해서 초기 수술을 거부하고 식이요법만 하다가 죽었다고 했습니다. 그러므로 환자 자신이 병에 대하여 어느 정도 상식이 있어야 되며 현명한 결단이 있어야 합니다.

암에서 승리하여 건강하게 사는 분들도 많았습니다. 현대의학으로 완전이 암이라는 정밀진단을 받고 건강하게 된 다음 한두 번 다시 재검사를 하신 분들의 임상실험으로 나의 암을 고치는데 사용하였습니다. 거의 어떤 암이든지 낳는다고 하는 것은 제 신념입니다. 다만 환자의 의지와 가족의 협조가 필요합니다.

1. B형, C형 간염의 치료와 식사

- 치료 -

A형, E형, F형은 만성간염으로 진전되는 일이 거의 없고 한 번 병에 걸리면 면역항체가 생겨 자연면역이 됩니다.

B형 간염 바이러스 보균자이나 급성으로 진전이 안되었을 때는 무리하지 말고 가벼운 업무 등을 하는 것은 문제가 없습니다. 다만 과로하거나 심한 운동을 하게 되면 급성으로 전이될 수 있으므로 항상 조심하는 것이 좋습니다. 가벼운 운동이나 걷기 등은 오히려 건강상 좋은 방법입니다.

주의할 것은 함께 생활하는 가족(또는 함께 기거 숙식하는 사람)의 간염 검사를 하여 아직 감염되지 않은 사람은 예방백신을 맞도록 하시면(3회) 항체가 생기기 때문에 일생 동안 간염에 걸릴 염려는 없습니다. 그러나 애석하게도 C형 간염 백신은 아직 개발되지 않고 있습니다.

무증세 간염에 걸린 사람은 영양분이 풍부한 식사를 충분히 하고 자극성 음식이나 화학조미료, 알코올성 주류 등은 피하는 것 외에 현대의학으로는 치료약이 없습니다.

식이요법으로 메주콩물(메주콩을 삶았을 때 나오는 진국)을 냉장보관하고 매일 아침, 저녁 4온스(140ml)씩 3개월간 마시면 항체가 생겨 면역이 되며, 한방요법으로는 1일 2회 사철쑥차(한방이나 농촌에서 흔히 구할 수 있으며 뿌리까지 끓이면 더욱 효과 있음)를 계속 마시면(6개월 이상) 간염 바이러스가 소멸되고, 돌미나리 생즙을 매일 3회(6온스, 180ml) 1~2개월 마시면 간염 바이러스의 항체가 생깁니다.

현대의학에서는 인정하지 않으나 임상실험 결과입니다. 한 번 시도해 보신 후 꼭 검진을 받아보시기 바랍니다.

현대의학으로는 B형 간염 보균자는 언젠가는 돌연변이로 만성간염이 된다고 예측하면서도 인터페론으로 6개월~1년 치료할 경우 10~20%는 바이러스가 감소하는 것으로 보며 '세르시온' 'SNMC' 외에는 신통한 치료약이 없는 것이 유감입니다. 간염이나 만성간염 보균자가 알코올, 콜레스테롤을 섭취하는 것은 간경화, 간암으로 몰고 가는 자살행위와 같습니다.

- 식사 -

육류(기름기 없는 것), 생선, 해물, 두부나 채소 등이 좋습니다. 그러나 날것으로 먹는 것은 금해야 되며 너무 짜거나 달게 먹는 경우 간장에 부담이 갑니다. 고단백질, 칼슘, 영양제, 알약, 술, 담배, 화학조미료, 드링크제 음료, 냉동식품 등은 삼가해야 합니다.

우리나라에서 제일 많이 걸리는 B형 간염은 자연 치유되는 경우가 더 많습니다. 이러한 경우 고단백 음식을 섭취해도 좋으며, 항상 시간을 맞추어 정상적인 식생활을 하는 것이 간을 보호하는 최고의 방법입니다.

2. 만성간염 치료

- 치료 -

간장 상태가 좋으면 스테로이드 호르몬 이탈요법이나 IFN 요법을 택하게 되지만 어느 정도 간장장애가 있다고 판정하면 이 치료법은 사용하지 않습니다.

그 밖에 내복약으로 '세르시온' 약이 있고 간염이 더 악화되었을 때 그것을 진정시키는 SNMC을 사용하게 되지만 만족한 결과는 보지 못한 상태입니다. 현재 시중에서 판매되는 간장치료제, 간장보호제, 간장강화제 등은 거의가 사기(?)입니다. 왜 한국정부에서 이런 약들을 허위선전하며 팔도록 허가해 주는지 알 수가 없습니다.

식이요법으로는 메주콩국물(메주콩을 삶을 때 나오는 진국)을 매일 아침 저녁 4온스(140ml)씩 6개월간 마시면 완쾌됩니다.

(1) 사철쑥과 쑥뿌리 1/2, 삼백초 잎과 줄기 1/2을 약 3배의 물을 붓고 끓여 매일 3회 1잔씩(약 5온스, 150ml 정도)을 2개월 정도 마시면 깨끗이 낫게 됩니다.

사철쑥이나 삼백초가 건조된 것일 때는 약 8배의 물을 붓고 은근한 불로 30분 정도 끓인 후에 냉장 보관하고 마실 때마다 따뜻하게 데워 드시면 됩니다.

전남 광양에서 어떤 부인이 만성간염이 걸렸으나 가난하여 약을 쓸 수 없는 것을 알고 주위에 흔한 쑥을 어떠한 방법이라도 많이 먹으라고 권했더니 1년 만에 깨끗하게 나은 일이 있습니다. 어쩌면 간종양이었는지도 모릅니다. 오랫동안 그분은 얼굴에 기미가 많이 끼고 황달기까지 있었으며 무척 여위었으나 건강해졌습니다.

나중에 물어보니 가난해서 쑥을 많이 넣고 쑥떡, 쑥국, 쑥밥, 쑥물을 많이 먹었다고 했습니다. 이것은 현대의학에서는 절대 부정적입니다.

(2) 금년에 미국에서 개발된 생약제인 안티겐 나인(Antigen-9)이 만성간염에 효과가 있으며 3개월 이상 복용하면 만성간염 바이러스가 소멸되는 것이 임상결과 입증되고 있습니다. 모든 간염 및 간경화에도 효력이 나타납니다.

- 식사 -

모든 간염에는 간에 부담을 주는 음식물부터 금해야 합니다. 콜레스테롤이 든 모든 육류, 기름기, 냉동식품, 약을 복용할 때 간장에 장애를 주는 약은 금지, 인스턴트 식품, 모든 인공감미음료, 술, 담배, 녹즙 날것, 너무 짜거나 매운 것(음식맛과 간을 맞추기 위해 약하게) 등입니다.

밥은 잡곡밥(콩종류가 많으면 좋음)이나 밀가루 음식 등은 모두 좋으며 해조류, 해선류, 닭고기, 콩으로 만든 모든 식품, 과일과 채소류가 좋으며 뿌리식물(감자, 당근, 무, 고구마 등)은 거의가 좋으며 소고기를 제외한 기름기 없는 육류도 가끔 먹는 것이 좋습니다.

아직까지 인터페론이나 세르시온 등 바이러스 증식을 억제하는 기본 치료제와는 달리 간염 바이러스를 공격(방어)하는 임파구를 선택적으로 증식시키는 즉 건강한 세포를 왕성하게 하는 치료제가 개발되어야 하리라고 필자는 생각합니다.

앞으로 암치료도 이와 같은 방법으로 개선되어 연구되어질 날이 멀지 않으리라 생각하고 지금 세계 각국에서 연구가 진행되고 있기 때문에 곧 좋은 치료약이 나오리라 기대해 봅니다.

"간장병에는 고단백 음식을 많이 먹어야 된다"는 말은 옛날에 먹을 거리가 없을 때 이야기입니다. 고단백이나 기름(식물성 기름 포함) 등은 손상된 간이 분해하는데 부담이 되기 때문에 돼지고기의 비계와 기름기는 먹지 않는 것이 좋습니다.

또 어떤 이들은 과일과 채소만 좋다고 하여(안식교 이모 박사의 주장) 채식만 하는데 이것은 아주 위험천만입니다. 모든 음식을 골고루 먹어 영양분을 섭취해야 건강을 유지하고 간염을 이길 수 있습니다.

차를 마실 때 꿀이나 흑설탕을 약간 넣는 것은 괜찮습니다. 어떤 사람은 소금을 절대로 먹지 말라고 하는데 천일염으로 간을하면(약간 싱겁게) 좋습니다.

될 수 있는 대로 따뜻한 물을 많이 마시는 것도 좋으나 거듭 강조하지만 냉음료, 냉동식품, 날음식, 영양제나 알약, 술, 담배, 화학조미료, 드링크제 음료 등은 금하고 생선류와 자연식이 좋습니다.

모든 간장병 환자는 …

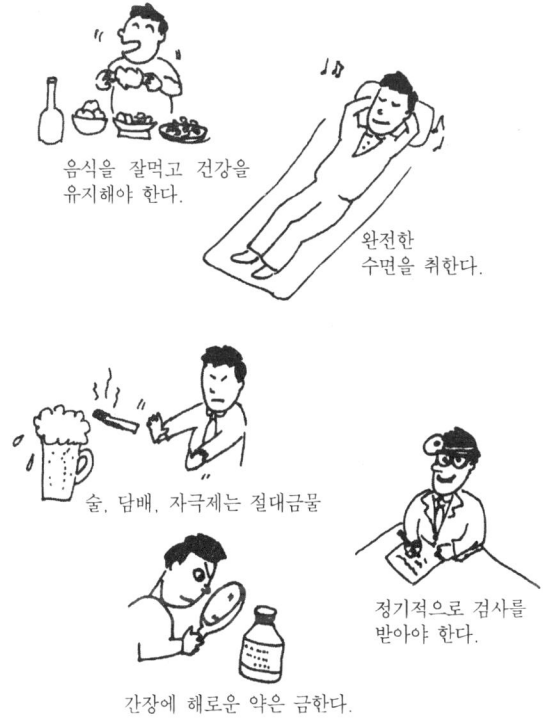

3. 극증성 간염의 치료

- 치료 -

모든 간염은 바이러스에 의하여 발병되는데 현대의학의 눈부신 발전에도 불구하고 바이러스를 죽이는 약은 아직도 없는 것이 유감입니다. 극증성 간염은 앞에서 말한바와 같이 위급한 상황에 처해있는 환자입니다.

의식이 없다고 생각되면 일절 입으로 물이나 음식물을 넣어주면 그대로 질식사합니다. 우선 탄수화물을 포도당 주사로 하루에 2,000Cal 정도 보충해 주어야 합니다.

왜냐하면 간 속에 포도당이 저장되어 있어야 하는데 간의 파괴로 포도당이 부족한 상태이기 때문에 농도 40~50% 포도당을 서서히 주입해야 하며 될 수 있는 대로 생명을 최대한 연장시키며 시간을 버는 것이 환자를 살리는 길입니다. 당뇨가 올라간다고 염려할 필요가 없습니다. 극증성 간염 환자는 전적으로 의사에게 맡겨야 합니다. 다른 방법이 없습니다.

- 식사 -

회복되어 건강할 때까지 병원 지시를 따른 후 만성간염 때와 같은 식사요법을 하면 됩니다.

4. 중독성 간 질환의 치료

- 치료 -

알코올성 지방간이나 알코올성 간 섬유는 술을 끊고 영양보충만 잘하면 시간이 흐름에 따라 회복이 됩니다. 알코올성 간염도 일반 간염과 달리 술을 끊고 간을 보호하는 영양을 공급하면 자연치유 된다고 봅니다.

그러나 알코올성 만성간염의 경우는 일반 만성간염의 경우와 같습니다. 알코올성 간경화증은 술을 절대 마시면 안되고 일반 간경화증 치료법을 따르면 됩니다.

- 식사 -

건강을 유지하는 일반식으로 골고루 먹으면 됩니다. 만성간염의 금지사항을 참조하시기 바랍니다.

5. 간디스토마의 치료

- 치료 -

예전에는 치료약이 없었으나 지금은 간디스토마를 제거하는 치료제가 일본에서 개발되어 현대의학으로 별로 문제가 되지 않으며 조기에 발견하여 완쾌되었더라도 간장 보호에 신경을 써야합니다.

- 식사 -

간을 위한 영양식으로 하되 날 것은 피하는 것이 좋습니다. 회복을 위하여 고단백 음식을 먹는 것도 좋으며 영양분을 골고루 섭취하여 항상 건강을 유지하되 간장에 부담을 주지 않도록 술, 담배, 콜레스트롤이 든 육류나 화학음료는 금하는 것이 좋습니다.

6. 간낭종의 치료

- 치료 -

간 속에 들어 있는 물주머니를 수술로 제거하는 방법을 쓰고 있으나 또 다른 물주머니가 생겨 불가피하게 재수술을 하게 됩니다. 컴퓨터 화면을 보면서 물을 빼내는 방법을 쓰고 있으나 이것도 물집이 여러 곳에 생길 때는 어려운 방법입니다. 낭종이 자라지 않는다면 별 문제가 되지 않으나 가끔 초음파 검사 등으로 낭종의 변화를 확인해 보는 것을 권합니다. 그러나 큰 낭종은 우선 수술을 해야합니다. 간낭종은 한방으로 치료할 수 있다고 하는데 직접 확인하지 못한 상태입니다.

- 식사 -

일반 건강식이면 좋습니다. 고단백, 고칼로리식도 간난종에는 직접적인 영향을 주지 않으며 인스턴트식품, 드링크제, 화학제품과 콜레스테롤 식은 피하는 것이 좋습니다

7. 간농양의 치료

- 치료 -

농양이 확실하면 치료는 간단하지만 종양으로 오진하여 불필요한 치료를 하게 되면 오히려 해가 됩니다. 수술로 고름을 빼내든지, 컴퓨터 화면을 보면서 간 속에 든 고름을 빼버리고

항생제를 사용하면 비교적 빨리 회복이 됩니다.

만약 이질을 일으키는 아베마성이나 다른 세균에 의한 것이면 그에 합당한 치료법을 사용하면 쉽게 고칠 수 있으며 큰 문제는 없습니다. 이 모든 치료는 전문의에 의하여 이루어집니다.

- 식사 -

간 농양에는 지방질 음식은 금기입니다. 기름기가 많은 음식을 피한다면 그 외의 모든 음식을 통해 영양을 골고루 섭취하는 것이 좋습니다.

8. 음성종양의 치료

- 치료 -

현대의학은 음성종양이라 할지라도 우선 수술을 권합니다. 의사의 지시에 의하여 항생제를 투여하는 방법도 있습니다. 뒤에 나오는 청백삼탕과 간장백초환을 참조하시기 바랍니다.

- 식사 -

간농양의 식사와 동일합니다.

9. 양성종양의 치료

- 치료 -

양성종양의 치료는 우선 두 가지로 말씀 드리겠습니다.

확실히 양성종양이라고 판단이 된 경우와 암과 구별할 수 없는 경우입니다. 모근 경우 수술이 가능하지만 확실히 종양일 때는 수술보다 컴퓨터 화면을 보면서 간 속에 주사기 같은 관을 넣고 종양을 떼어내고 항생제를 주입하는 방법도 생각해볼만합니다(일주일 간격으로 3회 정도).

또 종양이 한가운데 있을 경우 수술하는 것이 우선이며 예전에는 종양수술 후 세균이 다른 곳으로 퍼져 더욱 악화되는 경우가 많았습니다. 왜냐하면 종양은 고름이기 때문에 고름이 다른 장기에 묻었을 때 더욱 무섭게 퍼지기 때문에 수술 후에 더욱 증세가 악화되는 경우가 많아 간 종양은 수술하면 죽는다고 인식되어 있습니다.

그러나 지금은 배를 연 다음 단순간에 병부위를 급속 냉동시켜 수술하는 방법이 사용되므로 다른 장기에 옮길 염려도 없으며 수술 후의 경과도 좋습니다.

이 방법으로 수술부위를 절단하는 것도 훨씬 수월하여졌습니다. 수술 후에 방사선 치료를 받을 필요는 없고 항생제를 사용하며, 퇴원하면 책의 뒷 부분에 나오는 청백삼액과 간장백초환을 복용하면 재발 우려도 없습니다. 의사들은 이 방법을 반대하지만 독자께서 이용하시면 알 수 있을 것입니다.

- 식사

지방질이나 기름기가 있는 음식은 금기입니다. 양성종양에는 간에 부담을 주는 음식물부터 금해야 합니다. 콜레스트롤이든 모든 육류, 기름기, 냉동식품, 약을 복용할 때 간장에 장애를 주는 약은 금지, 인스턴트 식품, 모든 인공감미음료, 술, 담배, 녹즙날것, 너무 짜거나 매운 것(음식맛과 간을 맞추기 위해 약하게) 등입니다.

밥은 잡곡밥(콩종류가 많으면 좋음)이나 밀가루 음식 등 모두 좋으며 해조류, 해선류, 닭고기, 콩으로 만든 모든 식품, 과일과 채소류가 좋으며 뿌리식물(감자, 당근, 무, 고구마 등)은 거의가 좋으며 소고기를 제외한 기름기 없는 육류도 가끔 먹는 것이 좋습니다.

10. 간경화의 치료

- 치료 -

간경화 초기에는 만성간염의 경우와 같이 치료합니다. 간경화의 치료라고 하는 것은 경화된 간의 부분이 확대되는 것을 방지하는 것이 치료입니다.

간경화라 해서 절대로 바로 죽는 병으로 생각하는 사람들이 많은데 증상에 따라, 또 건강관리에 따라 수 년, 수십 년 혹은 수명을 다 할 때까지 사는 분도 있는 것이 간경화이기 때문에 너무 방심하거나 반대로 너무 절망할 필요도 없습니다.

간경화 진단을 받고 아주 건강하게 근무하던 사람이 갑자기 피를 토하고 사망하는 급성출혈로 사망하는 예도 있습니다. 간경화로 간 기능이 약해지면 문맥에 들어온 피가 미처 간장에서 걸러내지 못하므로 많은 양이 문맥에 지체하여 튜브처럼 고여 있게 됩니다. 이때 압력에 의하여 식도 정맥을 통하여 대정맥으로 넘쳐 나와 이런 현상이 나타나게 됩니다. 일단 소량이라도 출혈이 되면 병원으로 가야됩니다.

병원에서는 내시경을 보면서 존테(Sonde)라는 고무줄을 식도에 넣어 풍선처럼 부풀려서 출혈 장소를 막아 버리면 피가 멈춥니다. 오늘날은 약물 연구가 발달되어 약물로도 우선 출혈을 막을 수가 있습니다.

간혹 문맥을 대정맥에 이어 주는 션트(shunt) 수술을 하기도 합니다. 출혈을 많이 했을 때 그 피를 보충해 주는 방법으로 냉동 플라스마(Plasma)를 충분히 공급해 주어야 합니다.

이렇게 한다해도 문맥에 모인 피가 굳어져 버린 간을 통과하기 어려워 복수가 차기도 하는데 복수로 말미암아 알부민과 나트륨이 혈관 벽을 통하여 빠져 나가기 때문에 복수를 빨리 빼내는 것이 문제입니다.

앞에서 말했듯이 한 번 굳어버린 간을 부드럽게 할 수는 없습니다. 그러므로 알닥톤과 라식스를 사용하여 복수를 빼내야 합니다. 이뇨제로 복수를 빼낼 수 없을 때는 주사기로 빼내는 방법도 있습니다. 또 한방약으로도 복수를 빼낼 수 있습니다. 이 모든 것은 절대로 전문의의 지시를 따라야만 합니다. 소변이 나오는 한 환자가 회생할 희망이 있다고 생각합니다.

문제는 만성간염과 간경화를 동시에 갖고 있는 환자입니다. 만성간염에서처럼 B형, C형 간염 보균자인 간경화증 환자도 어떤 방법으로든지 바이러스가 혈액 내에서 사라지고 그에 대한 항체가 생기도록 노력해야 하며 이것은 장수할 수 있는 길입니다. 이것은 현대의학으로는 명확한 해결 방법이 없으나 청백삼탕과 간장백초환(뒤에 제조 방법이 나옴)을 증상에 따라 3개월 이상 복용하고 검사를 받으면서 완쾌될 때까지 복용하면 간염 바이러스까지 사라질 수 있습니다. 그러나 경화된 간이 정상 간이 될 수 없습니다.

간경화 말기승상이 되면(수술 난 참조) 마지막으로 권할 수 있는 방법이 간이식 수술인데 간이 완전 경화되어 생명을 유지할 수 없다면 간이식을 받으면 오래 살 수 있습니다. 현재 간이식술은 성공 단계입니다.

- 식사 -

우선 간경화증 환자는 간경화 되는 부분을 억제하여 더 이상 건강한 간이 간경화에 침식되는 것(대상성 간경화)을 막는 것이 최대의 치료방법입니다. 그러기 위해서는 간에 장애가 되는 음식은 가급적이 아니라 절대적으로 피해야 합니다.

술과 담배는 금물이며 자극성 음식을 피해야 합니다. 즉 너무 짜거나 맵거나 탁 쏘는 종류의 것과 냉동식품 등은 피하는 것이 좋습니다. 그러나 너무 지나치게 일반식을 피할 필요는 없으며 고단백이나 기름종류(식물유도 포함)는 피하는 것이 좋습니다.

동시에 간장을 손상시키는 약물복용을 피해야 합니다. 양약은 90%가 간에 손상을 준다는 사실을 인식하시고 미리 약제사에게 간경화증이 있다고 말하여 조제해야 됩니다. 간장에 해가 되지 않는 것을 복용하는 것이 간장보호제이며 장수의 비결입니다.

음식물은 콩 종류, 생선, 육류(기름기가 없는 부위), 채소, 무엇이든지 먹어도 좋습니다. 숭늉이나 커피(미국식으로 약하게) 등은 마셔도 좋으나 흑설탕을 사용하고 음식의 간을 우리나라 개성음식 정도로 바꾸는 것이 좋습니다.

고단백이나 지방질의 음식은 간경화를 키우는 역할을 하니 피해야 합니다(돼지 비계, 쇠고기, 닭 껍질, 개고기, 양, 염소고기 등). 건강이 허락하는 한 직장에서 일하는 것은 상관이 없으나 광산이나 분쇄소 같은 노동이나 무거운 짐을 지고 나르는 일은 금해야 합니다.

한국에서는 일을 많이 할 수 있는 젊은 나이에 간경화증에 걸리는 사람이 늘고 있습니다. 언젠가 미국 신문 기사에 한국은 교통사고 세계 제1위, 담배 피우기 세계 제1위, 술 마시기 세계 제1위, 공중질서 없기 세계 제1위라는 기사가 실린 적이 있습니다. 이것은 무엇을 의미할까요? 술과 담배, 정신 불안증은 간경화의 발생과 진행을 돕는 원인입니다.

간병치료에는 기쁘게 사는 것도 약이 됩니다. 일반적으로 신앙이 좋은 성도들이 장수하고 병에 걸려도 완쾌가 빠른 것을 볼 수 있습니다.

11. 간성뇌증의 치료와 식사

- 치료 -

간성뇌증이라 하여도 간경화에서 오는 간성혼수일 때는 인공간만을 사용하지 않습니다. 그 이유는 간경화 환자는 간의 재생 능력이 경화된 만큼 피 재생 능력이 떨어져 있어 인공간장을 사용해서 일시적으로 회복된다 할지라도 다시 혼수상태가 되기 때문입니다.

그러므로 환자가 혼수상태에 빠졌다해도 간이 30%만 남아 있다면 다시 회복되어 재생될 수 있으니 즉시 중환자실로 입원시키고 하루 2000cal이상 정맥주사를 주고 충분한 칼로리를 주사로 공급해야 합니다. 환자가 집에 누워 있을 때는 의사에게 부탁하여 콧구멍을 통하여 위에 가테터를 삽입해 고농도

설탕물이나 포도당물을 수시로 공급해 주는 것이 좋습니다.

이때 위에 들어간 수분이 장으로 들어가는가를 확인해야 하는데 장으로 들어가지 않으면 토할 수가 있기 때문입니다. 충분한 비타민을 주사로 공급하되 단백질 종류는 절대로 금물입니다.

만약 피 속에 단백질이 부족하면 알부민만 주사로 보충해야 합니다. 그리고 특수 아미노산 용액을 매일 주사로 보충해 주어 간세포 파괴로 간장이 정상적인 아미노산 대사를 할 수 없어서 발생되는 뇌세포의 손상을 막는 역할을 해야 합니다.

위나 장에서 피가 나올 경우 관장을 해서 장 속을 깨끗이 해야 합니다. 왜냐하면 장 속에 머물러 있는 균이 암모니아를 생성하기 때문에 그대로 두면 간성혼수상태를 더욱 조장하게 됩니다. 이때 장 속의 암모니아를 제거하기 위해 락투로오스를 사용해 자주 대변을 보게 되면 좋습니다.

각종 주사로 공급된 수분을 빼내야 되기 때문에 환자가 소변을 자주하지 않을 때는 이뇨제도 사용해야 됩니다. 간성혼수상태에 있는 간경화증 환자의 치료는 너무 일찍 포기하면 안됩니다. 간성혼수라 할지라도 더 악화되는 것을 막고 시간을 끌면 그 사이에 간이 재생할 능력이 있어 다시 깨어날 수 있으니 포기하지 마시기 바랍니다. 극증성 간염일 때도 마찬가지입니다.

첫째, 위에서도 말했듯이 충분한 칼로리와 각종 비타민을 주사로서 공급합니다. 특히 포도당을 공급하는 것이 중요합니다.

둘째, 간이 혈액응고 요소를 합성해야 되는데 이것을 못하므로 한 번 출혈하면 생명이 위험합니다. 그러므로 신선하게 냉동된 플라스마를 충분히 공급해 주어서 출혈이 없도록 해야 합니다. 플라스마에는 혈액응고 요소가 포함되어 있기 때문입니다. 이때 프로트롬빈 타임 값이 35% 이상 유지해야 됩니다.

셋째, 이뇨제로 라식스와 알닥톤을 충분히 주어서 소변이 항상 나오게 합니다. 환자에게 충분하게 수분을 공급하고 이뇨제로 그만큼 많은 소변을 배설시켜서 수분의 지체로 인한 뇌세포의 부종을 막아야 합니다. 간성혼수 환자는 식사를 할 수 없으므로 모두 주사로 공급해야 됩니다. 소변이 나오는 한 회생할 희망이 있습니다.

- 식사 -

철저히 의사의 지시에 따라야 합니다.

12. 간질병의 치료

- 치료 -

간성뇌증에서 간질병은 급성이 아닌 연속성인 경우에 해당되므로 식사를 잘 할 수 있는 간질병 환자라면 뒤에 나오는 청백삼탕과 간장백초환을 2개월 실시하면 상당히 호전되며 3개월 이상 복용하면 발작증세가 없어집니다. 1년동안 사용하면 정상인과 같이 생활할 수 있습니다. 그러나 간경화가 심할 경우 의사의 지시를 받아야 합니다.

- 식사 -

간농양 식사난을 참조하시기 바랍니다.

단백질을 피하고 생선류, 채소류, 해초류, 콩류, 감자류, 닭고기 등이 좋으며 될 수 있는 한 완쾌될 때까지 돼지고기 등 육류는 피하는 게 좋습니다. 생선류에도 고등어, 꽁치 등 단백질이 많은 것은 피하고 술, 담배 등 자극성이 강한 음식은 피해야 합니다.

13. 간암의 치료

병을 고치려면 먼저 병의 발생 원인과 어떤 병인가를 확실히 알아야 하는데 앞서 기술한 대로 아직까지 뚜렷한 암의 발원이 무엇인지 확정된 학설이 없기 때문에 암치료의 성공을 거두지 못하는 것입니다.

우리 몸을 구성하는 모든 세포는 계속해서 새로 생기고 또 죽어 가고 있습니다. 피의 생명이 15일이라고 하듯이 계속해서 새로운 피가 생기고 15일이 지난 피는 배설되는 작용이 쉬지 않고 연속되고 성장기가 지나면 증가되는 세포 수보다 삭감되는 세포 수가 더 많아집니다.

쉬운 예로, 피부의 때는 늘 닦아도 또 나오는 것은 피부의 표피와 땀구멍으로 나오는 지방 등이 증감되는 현상의 하나입니다. 이런 변화 속에서 이물질이 침범하여 체세포의 변화 속으로 뛰어들어 자리를 잡을 때 병이 생기게 되고 또 우리 몸의 건강 체세포가 왕성해져서 병균을 잠식해 버리면 병은 낫게 됩니다. 이것을 항체 또는 면역체라고 이름을 붙인 것입니다.

그러나 이 체세포가 이겨내지 못할 때 병원균을 죽일 수 있는 물질을 몸에 투여하는 것을 약이라고 합니다.

그러나 약이라고 하는 것은 병원균을 죽이거나 약화시키는 것만 있는 것이 아니고 우리 몸의 체세포를 더 보강하는 작용을 하는 약이 있는가 하면 체세포를 방어하는 약도 있습니다. 그런데 그 약품이나 음식물 속에는 병을 고치지만 우리 체세포 속에 들어가 배설되지 못하는 많은 물질을 화학물질이라고 하는데 역시 이 화학합성 물질도 종류는 다르나 같은 성질의 것이 만났을 때 세포군단을 이룹니다.

체세포 속에 작은 이상이 생겼을 때, 예를 들어 종기 증상이 몸의 어느 부분에 있다면 그 속에 잠재해 있던 작은 화학물질 군단이 이 틈새에 들어가 기하급수로 다른 화학물질과 같은 이물질을 끌어들여 암이라고 하는 돌연변이를 일으킨다고 봅니다. 그러므로 필자는 옛날에 암이 있었다는 설은 부인하며,

그것은 세균에 의한 종양이며 현대의 암은 화학합성 바이러스에 의하여 형성된 덩어리라고 봅니다.

일반 종양은 세균이 건강한 세포를 침식해가며 커지지만(이것을 곪는다고 말함) 암은 주위 세포를 침식하는 것이 아니라 모세(머리카락 같은)혈관을 통하여 영양을 공급받으며 크게 자란다는 사실입니다.

이와 같이 암이 형성되면 그 주위에는 수많은 모세혈관이 뻗쳐져 양식을 공급받기도 하고 암 바이러스를 내 보내기도 하므로 온 몸 전체에 유사한 바이러스가 퍼져 있다고 봅니다. 그렇기 때문에 수술로 암 덩어리를 제거했을 때 얼마 후에 다른 곳에서 또 암이 발생하는 일이 허다합니다.

그러므로 이 모세혈관만 차단시키는 방법이 있다면 암은 영양 및 산소 공급이 중단되어 다른 곳으로 전이도 되지 않고 암 자체도 죽어 버리게 됩니다.

그러나 현대의학으로는 암을 떼어내고 인체에 해로운 줄 알면서도 방사선 치료라는 무서운 방법을 사용하고 있습니다. 그럼에도 불구하고 아직도 100% 성공률은 없으며 몇 년 정도 더 산다는 것뿐입니다.

암이라고 의심이 되면 CT 단층촬영, 간 혈관 촬영 등 인체에 해로운 검사를 거칩니다.

방사선으로 원발성 간암을 치료하고 있으나 효과가 적을 뿐더러 그 부작용이 더 크므로 많은 의사들이 이 방법을 피하고 있으며 이것으로 인해 많은 암 환자들이 고통 중에 죽어 가고 있습니다.

　에탄올 요법(알코올 요법)으로 초음파로 영상화면을 보면서 피부를 찔러 긴 주사침으로 간 속의 암이 있는 부위까지 찔러 알코올을 주입하는 치료법인데 알코올에는 단백질을 응고시키는 작용을 하기 때문에 알코올이 주입된 암세포와 그 주위의 간세포도 응고되어 죽어 버립니다.

T A E 간동맥 색전요법(Transarterial Embolization)

　팔꿈치나(주동맥) 다리 정강이(고동맥) 동맥에 바늘로 찔러 그 구멍으로 카테터라고 하는 관을 넣어 X선 투시기로 모니터 화면을 보면서 간 속에 암이 있는 곳까지 도달시켜 조영제인 특수한 가루가 섞인 피오돌이란 액체를 주입함으로써(그 외에도 여러 종류의 약품을 사용함) 모세혈관으로 통하는 동맥을 차단시켜 암 세포의 영양공급로를 차단하는 방법입니다.

　이때 액체 속에 항암제를 함께 주입시키면 더욱 효과가 있으며 검사 후 재차 시술이 가능합니다.

앞으로 개발되어야 될 치료법을 생각해 봅니다.

　1년 사이에 이 시술법이 변하여 다른 혈관주사처럼(링겔을 맞는 것과 같음) 새로운 색전술을 사용하고 있습니다. 약품도 새로운 것들이 속속 개발되어 있으므로 희망이 있습니다. 암

의사 선생님이 환자치료를 하시다가 도움이 필요하시다면 최신 미국에서 사용되는 약품을 알려드리거나 급한 분을 위해 알선하겠습니다.

- 고온치료 -

우리 체온은 36~37℃입니다. 40℃가 넘으면 생명이 위험합니다. 한방의 부자나 양방의 고열약을 먹었을 때 체온이 39~40℃까지 올라갑니다. 그 이상이 되면 죽고 맙니다. 그런데 최근 발표된 어느 문헌에 보니 암도 43.7℃면 사멸된다고 했습니다.

그러므로 공학도들이 전자파나 전자자장 극지전을 이용하여 특수한 암 조직에 양음극이 부딪치면서 44℃ 이상 고열을 낼 수 있는 기기를 고안한다면 암 퇴치의 공헌을 이룰 것으로 생각됩니다.

즉 암 부위 몸밖 양쪽에서 어떤 전자파장을 주었을 때 암 벽에 부딪쳐 암 덩어리에만 열이 나는 방법을 말하며 건강한 세포에서는 아무런 반응이 없어야 될 줄 압니다.

- 레이다 탄두 치료법 -

이 방법은 암이나 발암물질을 찾아다니는 세균 혹은 바이러스를 찾아내어(이것을 레이다라 함) 주사로 혈관에 투입시키면 항암제를 가지고 혈관에 들어가 암을 공격하는 방법으로 암 조직만 파괴하는 방법입니다. 지금 연구중인 방법입니다.

- 새로운 암 백신 -

암은 일단 발생하면 모세혈관을 형성하는 것이 특징이기 때문에 모세혈관이 형성만 되면 암 모세혈관만 찾아가 혈관표피를 붓게 만들어 막든가 변질시키는 바이러스를 개발한다면 암의 공포에서 해방되리라 믿으며 앞으로 이러한 방법들이 개발되리라 믿습니다.

- 앞으로의 치료 방법 -

현재 사용중인 항암제 치료, 방사선 치료, 코발트 600 치료는 암세포 증식을 억제하고 또 암 세포를 죽이는 치료방법입니다. 그러나 암 세포보다 먼저 암 주위의 건강한 세포가 몇 배 혹은 몇 십 배가 죽는다는 사실이며 이로 인해 환자의 생명을 더 빨리 잃기도 하므로 위의 치료 방법을 반대하는 의사들도 많다는 사실입니다.

그러므로 본인은 앞으로의 새로운 치료 방법은 암 세포를 죽이기 전에 암 세포 주위의 일반 세포를 건강하게 해주는 치료 방법이 개발되어야 한다는 것입니다. 그렇게 해서 암이 더 이상 건강한 세포에 침식하여 영양을 공급받지 못하도록 차단하는 방법의 치료제를 개발해야 합니다.

그러나 위의 모든 새로운 치료 방법 연구보다는 지금 암을 가지고 있는 사람의 구제가 시급하기 때문에 그 문제를 다루기로 합니다.

현대의학, 얼마나 믿어야 될까?

나는 언젠가 시애틀에서 마이애미로 가는 비행기에 탑승한 적이 있습니다. 우연히 옆사람과 대화도중 충격적인 이야기를 들었습니다.

미국의 각 주정부가 사형제도를 폐지했는데 엄청나게 많은 사람을 죽이는 의사의 실수는 방심한다는 사실입니다. 그 사람은 병리학자인데 매일같이 인체 속에 들어 있는 모든 성분을 연구하는 분이었습니다.

나는 그 사람에게서 뉴욕의 어디엔가 시체 보관소에는 동태처럼 냉동이 된 행려병자와 무연고자 시체가 수백 구씩 보관되어 있으며, 모두가 인체 연구를 위한 해부용으로 나가는데 연구를 위해 머리를 톱으로 켜기도 하고 팔을 자르기도 한다는 끔찍한 이야기를 들었습니다.

그런데 시체마다 그 사람이 죽기 전의 병력과 사망원인 등이 세세히 기록되어 있다는 것이었습니다. 예를 들면 간암에 대한 연구를 하려면 간암으로 죽은 사람의 간을 청구하면 그 간을 보유한 시체의 모든 기록과 함께 간을 보내 온다는 것입니다.

그런데 조사해 보면 암과 관계도 없는 쉽게 고칠 수 있는 환자인 경우도 수술을 하여 항암제를 투여하고 방사선 치료를 했던 치료 경력서가 붙어 있다는 놀라운 사실이었습니다. 그런 오류를 자기는 수없이 보아 왔다는 것입니다.

많은 사람들이 생체 임상용으로 죽고 있습니다. 더구나 간암은 구별하기가 어려운 병입니다. 책임있는 의사라면 쉽게 고칠 수 있는 농양이었는데(항생제로 치료됨) 암으로 진단하고 수술하여 다른 합병증이 생겨 사망한다든지 하는 문제들은 간병 이외에도 얼마든지 있습니다.

제가 간암에 걸려 6번에 걸쳐 의사를 만나면서 절실히 느꼈기 때문에 수많은 의료서적을 보며 직접 지식을 습득하였고, 그러면서 너무나 허무한 것을 실감했습니다. 그런데도 의사들은 자기가 아는 현대의학 외에 다른 방법들은 무조건 무시하는 경향이 있는 것을 저나 독자 여러분도 느끼실 것입니다.

저는 확신합니다. 현대의학의 장점과 한방의 장점, 식이요법의 장점을 병행하면 100% 고칠 수 있다고 믿습니다.

여기서 잠깐 양의사들이 쓴 책 속의 글을 옮겨 봅니다.

- 암은 한방이나 식이요법으로는 절대 치료할 수 없다 -

우리가 먹는 음식물로는 건강을 유지할 수 있는 영양을 얻어 병을 예방할 수 있다. 예를 들어 당뇨병에 당뇨를 피하는 식이요법 등은 어느 정도 이해한다. 또 암을 식이요법으로 혹은 한방약으로 치료했다는 투병기를 본 일도 있다.

그러나 이 세상에는 매일 암으로 죽어가는 사람이 수도 헤아릴 수 없는데 과연 그 사람의 병이 암이었는지 믿을 수도 없고 암 환자 중에도 10년까지는 살아가는 사람도 있다. 의사 자체도 병을 오진 할 수 있으니 그런 방법으로 병을 고치려다가 시기를 놓치고 죽고 만다. 또 많은 한방약이나 간 보호제라고 하는 것들이 시험관에서 암 바이러스를 얼마만큼 죽였다고 하는데 시험관에서 죽을 수 있으나 인체 안에서 작용은 시험관과 관계없는 것이기 때문에 임상실험이 필요한 것이다. 그리고 그런 치료법을 사용하다가 시기를 놓치고 죽어간다.

대략 이런 내용이었습니다. 그렇다면 현대의학은 얼마나 믿을 수 있을까? 암이라도 수술을 하지 않고 1~10년을 살 수가 있습니다. 그런데 의사들은 암으로 판명되면 통일적으로 어떤 암은 몇 년 하는 식으로 사형선고를 내리는 경우가 허다합니다.

필자의 부친은 고집이 센 분이라 63세에 간암이라는 진단을 받고 수술을 하면 몇 년 더 살 수 있고 그렇지 않으면 1년을 못 산다고 하였는데 "죽으면 죽었지 배는 안짼다" 하시며 주위의 권고도 뿌리치시고 관을 짤 나무를 사서 광보에 얹어 놓으시고 늘 좋아하는 무밥에 굴을 비벼 드셨고 부드럽다고 무밥, 무나물을 즐겨 드시며 11년을 더 사시고 74세에 돌아가셨습니다.

내 주위의 친지와 지인들이 암으로 병원에 가서 수술을 받고 방사선 치료를 받고 머리가 다 빠지고 병이 나았다고 하던 이들이 3년을 못넘겼습니다. 어떤 이는 몇 달 만에 죽었습니다. 그래서 간암은 수술해도 죽는 병으로 만들어 놓고 의사들은 수술했기 때문에 3년 더 살았다고 합니다.

그러나 암이라고 해서 수술 안하면 모두 급하게 죽는가? 그렇지 않습니다. 수술 안하고도 그 정도 살 수 있는 사람이 얼마든지 있으며 어떤 경우 환자에게 충격을 줄까봐 알리지 않았더니 오래 살았다는 이야기도 있습니다.

그 동안 임상환자를 조사하며 필자가 직접 경험한 바로는 100% 암이 확실하다면 병행요법으로 분명히 치료할 수 있습니다(뒤에 나옴). 이미 수술을 받은 분도 방사선 치료를 받지 말고 이 방법을 사용하면 치료할 수 있습니다.

코발트 600 항암제, 이것은 사람을 죽이는 무기입니다. 그냥 두어도 그 만큼 살 수 있습니다. 의사의 지시대로 항암치료가 끝난 후에 청백삼탕요법을 시행해도 암 전이를 막을 수 있습니다.

- 수술 -

의사의 판정으로 수술로 가능하다고 판정을 받았을 때는(미국의 경우) 수술을 받는 것이 좋다고 생각합니다. 그러나 암이 문맥 부위에 있거나 간의 여러 곳에 퍼져 있거나 너무 늦어서 암이 너무 커졌을 경우는 의사는 수술을 권하지 않습니다. 또 수술을 해서 치료가 가능하다 하여도 본인이 원해야만 수술을 하게 됩니다.

그러므로 수술을 할 수 있다고 판단되었을 때는 회생의 가능성이 있다는 사실입니다. 간은 75%를 절제하고, 25%의 건강한 간이 남아 있다면 살아가는 데는 지장이 없습니다.

수술로 절제한 간이 다시 재생이 된다고도 하고 어떤 의사는 재생이 안된다고 하기도 합니다. 그러나 재생이 됩니다. 수술하고 나면 2~3개월 내에 다시 정상처럼 회복이 되는 것이 사실입니다. 다만 간경화로 간이 섬유질화된 간은 재생할 수 있는 능력이 상실되어 재생되지 않습니다.

어떤 암이든지 암이 발견된 환자의 70%가 이미 수술시기를 놓쳤거나 암이 여러 곳에 퍼져 수술은 할 수 없고 항암치료만을 받게 되기 때문에 수술이 가능하다는 판정이 나면 그런 분은 A클래스에 속한다고 나는 생각합니다. 왜냐하면 수술할 수 있는 분은 전체 암환자의 2~30%에 속하기 때문입니다.

현대의학은 날로 발전하여 수술의 시술법이 아주 좋아지고 있습니다. 전에는 마취의사와 시술의사 등으로 수술을 했지만 지금은 냉동 전문의가 있어서 일단 수술을 위해 배를 열면 암 부위를 0~40°로 급속냉동을 시켜 깨끗하게 암 부위를 제거합니다. 또 암이 2개 이상일 경우 에탄올 요법을 사용하는데 알코올 요법이라고도 하는 이 방법은 초음파로 영상을 보면서 긴 주사침으로 간 속의 암이 있는 부위까지 찔러 알코올과 항암제를 주입합니다.

알코올은 단백질을 응고시키는 작용을 하기 때문에 암 세포와 그 주위의 간 세포는 응고되어 죽어 버립니다. 이것을 1~2주 간격으로 같은 곳에 같은 방법으로 에탄올 요법을 사용합니다.

그러나 간 속에 있는 암 중앙에 적중해야 하는 어려움이 따릅니다. 작년부터는 혈관주사로 간단히 항암제를 투여하는 방법을 쓰기 때문에 항암치료가 더욱 간편해지고 있으며 이때 항암제가 부작용을 막는 억제제와 수액을 3~4가지를 함께 투여하게 됩니다.

- 간이식 -

간암이나 간경화로 아무리 간이 나빠졌다 해도 실망할 필요는 없습니다. 오히려 건강하던 사람이 갑자기 병명도 알지 못하고 죽는다든가 뇌출혈, 심장마비, 고혈압 등으로 손을 쓸 사이도 없이 죽는 사람에 비하면 얼마든지 희망이 있습니다. 간을 모두 쓸 수 없게 된 경우 간 이식수술을 할 수 있으며 현재 이식술은 성공 단계입니다.

문제는 간장을 구하는 것인데 미국에서는 대체로 장기 기증자가 많아 장기를 구하기가 수월한 편입니다. 그러나 한국은 아직도 장기 기증을 꺼려하는 경향이 많고 또 본인이 기증한다 해도 사후에 그 가족들이 반대하여 살아 있는 장기를 그대로 죽여 버린다고 하는데 차제에 이 글을 읽는 분들께 호소합니다. 우리 인간은 죽으면 육신은 흙으로 돌아가고 맙니다.

그렇다면 우리 몸의 지체는 아무 소용이 없어집니다. 그러나 한 사람이 모든 장기를 기증한다면 나는 죽지만 나로 인하여 4~5명이 생명을 유지할 수 있습니다.

살아서 남을 돕지 못하는데 죽으면서 남의 생명을 살린다면 얼마나 보람된 일이며 나는 죽지만 내 지체가 다른 사람 속에서 살아 있다는 것이 얼마나 큰 영광입니까? 그런 까닭에 나는 모든 장기의 기증을 원했으며, 혹시 내 조국 한국을 여행하다 죽는다 하여도 건강한 장기를 모두 기증하겠습니다.

한 사람이 뇌사나 교통사고, 또 병사했을 때 눈이나 신장, 심장, 간장 등 그 외에 장기를 남에게 줄 수 있다면 죽은 한 사람이 4~5명을 살릴 수 있습니다. 이 세상 인간사에 나의 몸 한 부분 때문에 여러 사람이 새 생명을 얻는 것보다 귀한 일은 없을 겁니다.

얼마 전 한국에서 어느 전도사님이 죽은 딸의 장기를 같은 교인에게 기증했다 하여 신문에 대서특필한 것을 보면서 아직도 우리나라는 멀었다는 생각이 들었습니다. 이런 일들이 기사 거리가 되지 않는 나라가 되기를 기도합니다(이는 장기 기증이 신문에 대서특필할 만큼 희귀한 사건이 되지 않기를 바라는 마음입니다). 일본에서는 금년부터 법으로 죽은 사람의 장기를 가족 동의없이도 이식할 수 있도록 법으로 제정되었습니다.

한국도 적극적인 계몽으로 장기 기증자가 많이 나오기를 기도합니다.

사실 이식 전문의들과 환자와 그 가족들은 장기 기증자가 나타나기를 애타게 기다리고 있습니다. 그러다가 수많은 환자가 죽어가고 있습니다. 또한 정작 장기 제공자가 죽게 되어 장기가 있다고 해도 주는 사람과 받는 사람의 혈액형 및 모든 조직형이 맞아야 합니다. 그렇지 않으면 거부반응이 일어나 실패합니다.

그러나 간 이식은 조직과 혈액형을 맞출 필요가 없습니다. 다만 간의 크기에만 신경을 써서 같은 크기나 더 적은 간이면 좋습니다.

미국에서는 운전면허 시험에 합격하면 교통차량국에서 운전면허증을 보낼 때 장기 기증서를 함께 동봉하여 보내며 면허증을 받은 사람은 장기 기증 의사가 있으면 서명해서 차량국으로 보내는 것으로 장기 기증 허락이 끝납니다.

장기 기증자가 교통사고로 사망할 경우 DMV(자동차 등록국)에 보고 되고 수분 내로 본부의 컴퓨터에 장기의 자세한 상황이 수록되어 각 병원에 연락되면 필요한 병원에서 장기를 떼어 오게 됩니다. 이때 먼 곳은 2,500마일(약 3,000리)까지 비행기로 가져오는 경우도 있습니다.

이식할 간장은 약 15시간 정도 보존이 가능하며 시간이 지날수록 세포가 손상되므로 떼어낸 지 5~10시간 이내에 수술하는 것이 좋습니다. 앞으로 장기 보존액이 개발되면 더 오랜 시간을 보존할 수 있을 것입니다.

간 수술 역사를 보면 1965년부터 시도되어 1969년 독일에서 한국인 의사에 의하여 혈액형이 동일하지 않아도 이식이 가능하다는 것을 입증하는 수술에 성공하였습니다. 1985년까지 간 이식수술을 하면 1년 정도 더 생존했으며 그것도 30%에 불과했습니다.

5년 후인 1990년까지도 간 이식은 성공할 수 없는 것으로 인식되었고, 1992년까지도 1년 정도의 생존율이 80% 정도밖에 되지 않았습니다. 그러던 것이 1994년부터 6년이상 생존자가 나오게 되었으며 2년 후인 1996년부터는 수술 의사에 따라 몇 십 년씩 생존이 가능하여 현재는 수명대로 살 수 있다는 결론에 도달했으니 의학이 하루가 다르게 발달하고 있습니다.

그러나 간장 이식 수술 후에 문제점은 간염 바이러스 감염 문제와 거부반응을 막는 면역 억제제의 개발입니다. 이런 문제가 발생하지 않는 한 간장 이식 수술은 성공단계에 이른 것이기 때문에 간 환자는 끝까지 실망할 필요가 없습니다.

2 장

모든 암의 증상과 치료

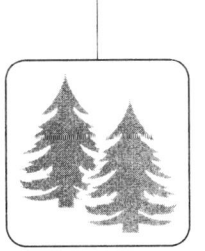

2장 · 모든 암의 증상과 치료

　|암|이라는 것이 의학적으로 확실하게 발견된 지 근 1세기가 지나고 있지만 아직도 암은 인간에게 죽음의 공포를 주며 암이라고 판정을 받으면 사형선고를 받은 것으로 여길 정도로 사망원인의 1위를 차지하고 있습니다. 그 동안 의학자들은 암 정복을 위해 많은 노력과 시간과 돈을 투자해 왔습니다. 기존의 암치료의 발달사를 살펴보면 대략 5단계로 대별할 수 있습니다.

　첫 단계가 마취술의 발달과 함께 암 덩어리를 수술로 잘라내는 것으로, 이 방법은 눈에 보일 정도의 큰 것은 제거할 수 있으나 작은 암이나 암 전이를 막는 것은 역부족이었습니다.

　두번째 단계가 1950년무렵 퓨린 애널로그(Purine Analogue)가 개발한 항암제 치료법인데, 그는 이 발명으로 인해 노벨의학상까지 받았고, 첫 단계 수술과 병행해 항암제를 투여하는 치료방법을 사용했으며, 이 항암제가 개발되었을 때 세계의 매스컴은 암을 완전히 정복한 것처럼 떠들었으나 거의 모든 환자가 수년 내로 세상을 떠나고 말았습니다.

세번째로 개발된 것이 방사선치료인데 이때도 암정복을 이룬 것같이 요란했습니다. 그러나 위의 세 가지 모두 병행해서 사용하여도 아직 암 학자들까지도 반신반의하는 실정이며, 반대하는 의사들도 있을 정도로 완치율이 저조한 실정입니다.

네번째로 현재 임상에 사용중인 암 치료제는 40여종 모두 암세포의 증식 과정에서 DNA의 합성을 방해하거나 암세포의 증식을 막아 죽이거나 억제하도록 고안되었습니다. 암세포는 증식 속도가 정상 세포보다 훨씬 빠르지만 일단 암세포를 손상시켰을 경우에는 증식 속도가 느린 점을 이용하여 치료제를 개발하고, 임상실험한 결과 세포 분열이 빠른 머리털, 점막, 조혈 세포 등에 심각한 타격을 입혀 메스꺼움, 구토, 설사, 피부변색, 머리털 빠짐, 오한 등의 부작용이 나타났습니다.

1960년 이후에는 방사선 치료가 각광을 받으면서 신체의 특정부분의 암세포를 죽이는데 효과를 보아왔고, 특히 백혈병 등에 효과를 나타냈으나 현재는 그 치료가 확실하지 못해 환자가 원할 경우에만 사용하고 있습니다. 위의 치료를 받고 재발되어 수년 내로 죽는 사람이 많기 때문입니다.

다섯번째 단계가 바로 포크먼 박사팀이 연구하고있는 유전자 공학을 이용해 암세포 성장에 필수적인 효소나 성분을 차단하여 암세포를 고사시키거나 2mm 이상 자랄 수 없도록 하는 방법입니다. 그런데 청백삼탕과 현미차가 이러한 치료법을 이용한 것입니다.

1. 위암

 자극성이 많은 음식물을 즐기는 한국인은 위병과 위암 발생률이 높은 실정입니다. 김치와 새우젓, 장아찌, 매운탕 등은 서구인들은 상상도 못할 음식이며, 무분별한 생활습관, 급한 성격, 지나친 음주와 흡연, 약물의 남용 등은 세계 제 1위이며 이로 인해 위암 발생의 빈도가 높아진 원인이 됩니다.

 이런 원인들이 부드러운 위 점막에 상처를 주고 비후성 위염, 위축성 위염, 종양(표층)성 위염, 만성 위염 등이 발생하며 이것이 장시간이 진행이 되면 위암으로 발전됩니다.

 위암 중에서도 스킬르스 위암은 거의 수술이 불가능하며 남자보다 여성에게 더 많고 수술을 한다해도 후유증이 심한 암입니다.

- 증상 -

 주로 위암의 증상은 위궤양과 같은 경우도 있으나 별로 통증은 없는 경우가 많습니다. 사지무력감, 항상 무엇이 짓누르는 듯한 압박감으로 적량의 식사를 못하게 되며 체중이 감소됩니다.

날이 가면 갈수록 여위며 위가 팽배해지고 통증이 심해지게 되면 벌써 중증에 돌입한 것입니다. 때로는 암 발생 부위가 식도로 향한 입구(분문 구멍)이든지, 장으로 연결되는 하부(유문조임문)에 발생했을 때는 음식물의 통과가 어려워 심한 고통을 받게 됩니다.

이런 경우 조기발견으로 수술을 하여 떼어 내든지 어떤 방법으로든 빨리 손을 쓰지 않으면 어렵게 되며 때로는 수술로 위를 떼어내고 식도와 십이지장을 바로 연결하여 생명을 유지케 합니다.

위장병으로 소화제를 먹어도 효과가 없을 때에는 우선 내과를 찾아가 내시경 검사를 받아 보는 것이 조기발견의 열쇠입니다.

- **치료** -

위암은 조기발견하여 수술과 방사선 조사 등으로 치료하나 다른 곳으로 전이가 잘되어 재차 수술하는 경우가 허다합니다. 위암은 음식을 직접 저장하는 장기이기 때문에 수술한다 해도 치료에 시일이 걸리게 되나 완쾌율은 비교적 높은 편입니다.

암 발생 부위가 위 분문이나 유문 부분에 있을 경우 심하면 위를 절제하는 경우도 있습니다. 식사를 할 수 있다면 청백삼탕과 현미차를 매일 각각 0.7리터씩 끈기 있게 복용하면 1개월 후에는 환자 자신이 차도를 느낄 수 있을 정도가 되며 이미 암세포는 활동을 중지하고 있습니다.

 만약 암이 죽어 있다 해도 커져 있을 경우 적량 식사를 할 수 없게 되고, 불편을 느낄 때는 수술로 죽어 있는 암을 제거하면 재발없이 건강하게 됩니다. 또 위암 수술을 받은 사람도 항암치료는 받지 말고 청백삼탕과 현미차를 매일 각각 0.6리터씩 철저하게 3개월 마시면 모든 암세포는 죽어 버리게 됩니다. 계속 1년을 마시면 암과는 관계가 없어집니다.

2. 대장암(결장암), 직장암

 대장암은 육식을 많이 하는 서양사람들에게 많았으나 우리나라도 식물성 식사에서 육식의 지방질 섭취가 늘어나면서 성인병과 함께 대장암과 직장암이 늘어나는 추세입니다.

 대장암이나 직장암은 위에서 장으로 내려간 배변이 이상이 생기거나 숙변이 오랫동안 장에 머물게 되면 항상 아랫배가 부르고 장기 기능에 영향을 미치게 됩니다. 장에서 영양이 섭취된 대변과 같은 부패물이 굳어지기도 하고, 탄산가스와 대장증후군을 일으키게 되며 대장암의 원인이 되기도 합니다.

 대장암이나 직장암이 자라게 되면 대변에 검은 피가 섞여 나오게 되고 장이 좁아져 배변이 순조롭게 이동하지 못하게 됩니다.

간장을 수술할 수 있는 부분

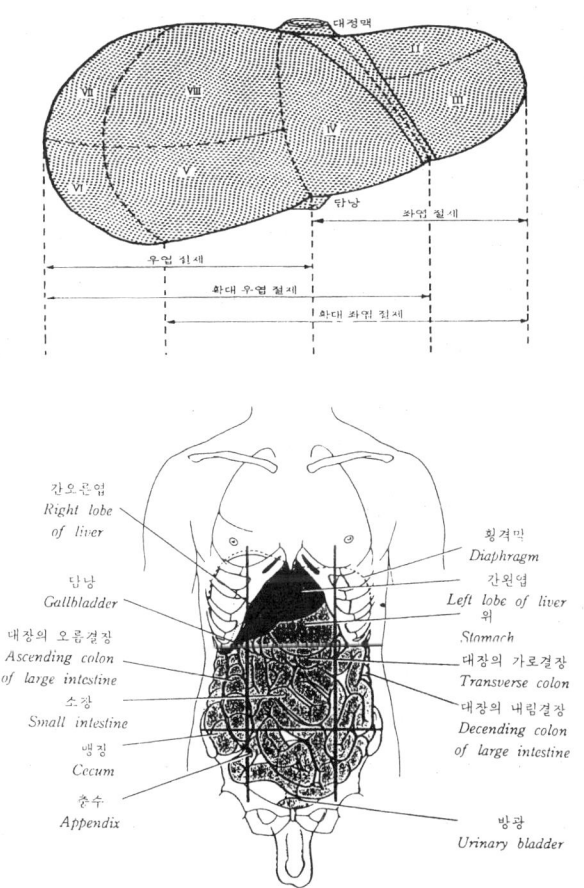

- 증상 -

대장암이 상당히 진행되면 대변에 피가 섞여 나오는데 치질인 경우 선혈(방금 흘리는 피)이 나오지만 대장암은 약간 검은 색의 피가 대변 속에 섞여 나오게 되므로 구별할 수가 있습니다. 이상이 보이면 즉시 병원에서 변잠혈 반응검사를 받아보아야 하며 이 검사는 조기 암 발생을 알 수 있는 중요한 검사입니다.

이 검사는 통증이 없으므로 40대 이후 약간의 이상이 보이면 정기적으로 변잠혈 검사를 받는 것이 좋습니다. 변잠혈 검사는 대변 중에 눈에 보이지 않는 변화와 적혈구 중의 철분을 판별하는 것이므로 3일 전부터 철분, 고기, 푸른 채소, 빨간 생선 등은 먹지 말아야 합니다.

일단 이 검사에서 이상이 보이면 CT촬영, 조직검사 등을 통하여 암을 확인하게 됩니다.

- 치료 -

대장암이나 직장암, 소장암 등은 현대의학으로는 암 중에서 성공률이 비교적 높은 편입니다. 장은 많은 양을 절제해도 인체에 별로 지장을 주지 않는 여유 장기라 할 수 있어 장의 어느 부위에 암이 있다면 절제해 버리고 다시 연결해 주면 됩니다.

그러나 어느 부위에 암이 여러 곳에 퍼져 있다든가 다른 합병증이 있을 때는 문제가 달라집니다. 또 암을 수술로 제거해도 다른 곳에 전이되는 수도 있으므로 재발 방지와 전이를 막기 위해 방사선조사, 항암제를 투여합니다.

그런 경우에도 방사선 치료는 받지 말고 청백삼탕과 현미차를 하루 각각 0.6리터씩 3개월 복용하면 암의 활동이 중지하고 6개월 마시면 전이나 재발되지 않습니다. 어떤 경우라도 중지하지 말고 매일 계속해야 합니다. 그리고 암피검사나 C/T검사를 정기적으로 받아보는 것이 좋습니다.

3. 유방암

우리나라 여성 1% 정도가 유방암에 걸릴 확률이 있다는 이야기를 들은 적이 있습니다. 이처럼 유방암은 여성들에게 공포감을 주는 병이지만 유방암은 자가진단이 가능하여 어느 정도 진전되면 손으로 만져도 알 수 있어 발견하기 쉽습니다.

유방을 중심으로 안에서 밖으로 누르며 문질러보고 또 안에서 밖으로 문질러보아 작은 몽우리라도 잡히면 일단 암으로 의심하고 병원에 가서 검사를 받아보는 것이 좋습니다.

유방암 발생률에 대한 참고사항은 다음과 같습니다.

(1) 초경이 빠르고 폐경이 늦어 월경기간이 길었던 사람
(2) 임신이나 출산 횟수가 적은 사람
(3) 독신여성
(4) 살이 많이 찐 여성
(5) 피임약을 과다 복용한 사람

특히 중기가 되어도 통증이나 불편한 점이 별로 없어 무심코 넘겨 버리기 쉽습니다.
 - 아기에게 모유를 먹인 여성에게는 거의 유방암이 발견되지 않습니다.

유방의 구조

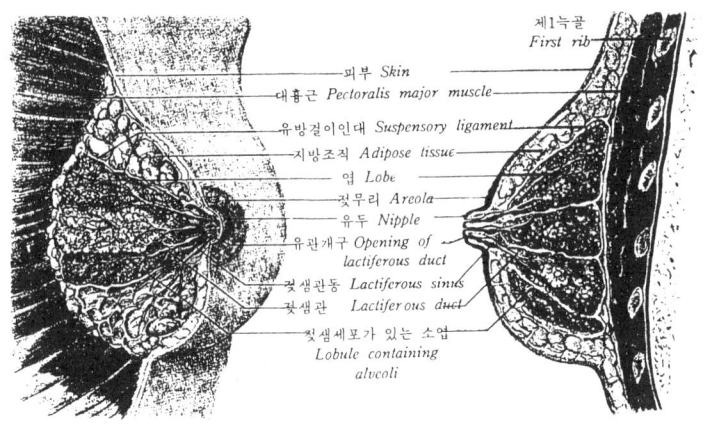

- 증상 -

암 중에서 증상을 알 수 없는 것 중의 하나가 유방암이라 해도 과언이 아니듯이 중증에 이를 때까지 별로 통증이 없으며 암이 많이 커져서 손에 잡힐 때까지도 통증이 없는 것이 유방암입니다.

- 치료 -

 현재 유방암은 90% 수술로 제거하고 50% 정도의 완쾌율을 나타내는 비교적 수월한 편의 병입니다. 그러나 수술 후 재발되는 확률이 높은 편이며 다른 곳으로 전이되는 경우도 많습니다. 항암제와 방사선 조사로 머리가 빠지고 정신착란증, 기억력 상실 등의 후유증이 동반되는 경우도 허다합니다.

 암으로 판정을 받으면 즉시 정밀검사를 거쳐 수술이 된다면 시술을 하고, 새로운 항암치료를 하면서 청백삼탕과 현미차를 복용하면 3일 후부터 암은 활동이 약화됩니다.

 하루 복용량은 청백삼탕 0.6리터, 현미차 0.6리터, 간장백초환 30알씩 4개월 복용하면 암덩어리는 죽어 있고, 더 이상 자라지 못합니다. 수술로 제거할 필요는 없으나 활동에 지장이 있든지 불편하면 수술로 제거하면 됩니다. 이미 딱딱한 고체덩어리로서 변해 있을 것이며 다시 재발하지 않습니다.

4. 자궁암

 자궁암에는 자궁경부암, 자궁내막암, 난소암 등으로 구분됩니다. 자궁암은 지나친 음주, 동물성 지방 과다섭취, 성생활이 문란한 여성 등이 많은 편이며 독신녀에게는 간혹 나타나는 것으로 발표되었습니다. 35세에서 50대까지가 발병확률이 높으며 20대나 60대에도 발병합니다.

자궁경부암의 진단에는 그 동안 세포검사 질확대경검사 조직검사 등이 사용됐습니다. 일반적으로 암검사라고 불리는 세포검사는 정확도가 80% 정도여서 초기 암인 경우 신뢰도가 떨어지고 가장 정확한 검사방법은 세포검사와 함께 내시경검사의 일종인 질확대경검사를 병행하는 것이 좋습니다. 이 경우 진단 정확도는 95% 이상입니다

최근 들어 정확도가 크게 높아진 새 진단법이 잇따라 소개되면서 오진율이 크게 낮아지고 있고 자궁입구(경부)를 확대촬영해 초기 암을 진단하는 자궁경부확대촬영술은 이미 보급돼 있으며, 질확대경검사와 방법은 동일하지만 오진율을 크게 낮출 수 있습니다.

자궁경부암을 일으키는 유두종 바이러스(HPV)가 자궁경부에 있는지를 알아내는 검사법도 있는데 이 방법은 나이가 40세 이상인 여성에게 정확도가 높습니다. 세포검사 질확대경검사 등과 함께 자궁경부암 바이법을 사용하면 암진단 정확도를 98%까지 끌어올릴 수 있고 암 발생 위험을 예측할 수도 있습니다.

세포검사의 오진을 막기 위해 컴퓨터가 판독(Auto Pap System)하는 방법도 있고, 세포검사의 오진을 방지하는 새로운 시도로 적외선을 이용한 자궁경부암 세포검사진단법(Pat Scan)이 개발돼 임상 중에 있지만 더 중요한 것은 성관계나 결혼생활을 시작한 여성들은 정기적으로 자궁경부암 검사를

받아야 한다는 점입니다. 정기 검진만이 여성을 자궁암으로부터 보호해 줄 수 있습니다.

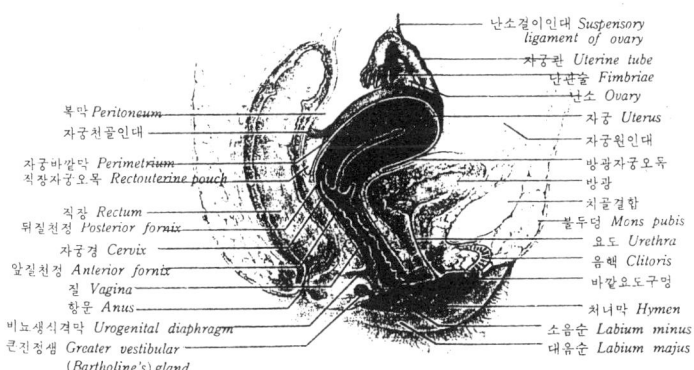

- 증상 -

자궁암도 초기에는 증상이 없기 때문에 때를 놓치는 경우가 많은데 성기적으로 검사를 받으면 조기에 발견하게 되고 완쾌율은 90%입니다. 모든 암 검사 절차가 까다로우나 자궁암 검사는 아주 쉽고 고통이 없으며 비용도 많이 들지 않아 조금만 관심을 가지면 조기 발견할 수 있습니다.

자궁암의 자가발견은 주로 부부관계시 출혈이 있을 때 산부인과에 가서 진단을 받아보면 암인 경우가 많습니다.

자궁암이 중기가 되어 주위의 다른 곳으로 전이되었거나 암세포가 많이 퍼지거나 암이 커진 경우 수술이 불가능한 경우도 있습니다. 그러나 자궁암은 사형선고를 받았다고(수술이 불가능할 때) 해도 청백삼탕과 현미차 복용으로 효과를 볼 수 있습니다.

자궁암 중에 난소에서 발생하는 난소암은 증상이 아주 없습니다. 난소는 복강에서 자궁으로 늘어진 자루형태를 하고 있기 때문에 난소에 암이 자라 커진다 해도 정상적 기능을 하기 때문에 조기 발견이 심히 어려운 암입니다. 정기검진만이 암을 조기 발견하는 지름길입니다.

- 치료 -

현재 여성들에게 공포를 주는 병이 있다면 유방암과 자궁암일 것입니다. 그만큼 많은 여성들을 괴롭히고 있고 많은 여성들이 죽어 가고 있습니다. 자궁암은 조기에 암 부위를 절제하는 수술도 하지만 대개의 경우 중증이기 때문에 자궁을 들어내어 여자의 성기능을 정지시키는 중증의 수술을 하는 경우가 많습니다.

난소에 암이 생겼을 때도 난소를 들어내어 임신을 하지 못하게 되기 때문에 자궁암의 수술은 여성에게 죽음에 버금가는 괴로운 치료방법이라 하겠습니다.

또 수술 후에도 다른 암과 같이 항암치료를 받게 되는데 의사들은 대개 본인에게 항암치료(방사선 치료 포함)에 대한 장점과 단점을 설명하는데(모든 암은 동일함) 본인이 원하지 않으면 하지 않아도 됩니다.

　자궁암이 어느 정도 진전되었다 해도 수술 후 청백삼탕 0.7리터, 현미차 0.7리터, 간장백초환 30알씩 3개월 꾸준히 복용하면 놀라울 정도의 효과를 보게 되며, 작은 경우 수술할 필요도 없게 되는 경우가 허다합니다. 또 수술한 환자라도 이 방법을 택하면 호전되며 재발하지 않습니다. 재발 방지를 위하여 3개월 더 복용하시되 마시는 법에 기록된 대로 해로운 것을 먹지 말아야 성공합니다.

5. 췌장암

　췌장은 위 바로 밑에 자리잡고 있으며 내분비 기능으로 혈당조절을 하고 호르몬을 피 속으로 보내는 기능과 또 아밀라아제, 트립신, 라파제와 같은 소화효소와 알카리성 체액을 십이지장으로 보내는 기능을 합니다.

　췌장암은 췌장 입구나 중간 부분 또는 꼬리 부분에서 발생하는 부위에 따라 차이는 있으나 복통과 황달, 체중감소 등이 있으나 췌장암의 특징은 다른 암에 비하여 통증이 극심하다는 것입니다.

- 증상 -

　초기 증상은 갈빗대 아래쪽과 옆구리가 약간 묵직한 것처럼 아픔이 오는데 무엇인가 뱃속에서 부어 있는 것같이 느껴집니다. 이것은 식사와 관계없이 아파오기 때문에 처음에는 소화기 계통의 통증으로(위병) 착각하기 쉽습니다.

그러나 식사와 별관계 없이 통증이 증가되기 시작하면 일단 췌장암으로 의심하고, 병원에 가서 검사를 받아보는 것이 좋습니다.

췌장은 아주 부드러운 장기이기 때문에 중증에 이르게 되면 췌장암의 고통은 담석증보다 더 고통스럽고 인간이 참을 수 없는 한계이기 때문에 1분이라도 빨리 죽기를 원할 정도이며 가족 모두가 심한 정신적 고통을 받게 됩니다.

췌장에서 암이 발생하여 진행되면 담이 내려오는 통로인 총수담관을 막아서 폐색성 황달이 생깁니다.

- 치료 -

통증이 심하기 때문에 장기간 치료는 환자가 견디기 어렵고 빨리 입원을 해서 수술을 받는 것이 좋으며, 또 수술 후에도 얼마동안 통증이 있는 것이 췌장암의 특징입니다. 초기에는 청백삼탕과 현미차, 간장백초환을 6개월 복용하면 차차 통증이 사라지고, 암은 활동이 중지되며 또 수술 후에도 이 방법으로 치료하면 완쾌됩니다.

6. 폐암

폐암은 자동차 배기가스, 공해, 담배연기에 의해 발생한다고 하는데 담배를 피우는 본인보다 그 가족이 더 폐암에 걸릴 확률이 높으며 이제는 나이가 어린 아동들도 폐암에 걸리고 있다고 합니다.

담배를 피우는 사람은 담배 타르에 함유된 벤조피렌이 독한 발암물질이지만 AHH란 효소에 의하여 미세하게 분해되어 몸 밖으로 내보내는 항원역할을 하나 담배를 피우지 않는 그 가족이나 주위 사람은 연기 속의 타르에 섞인 벤조피렌을 마시므로 암에 걸리게 됩니다. 참으로 담배는 인간에게 백 가지 해를 끼치는 무익한 것입니다.

폐암은 초기에는 거의 증상이 없으며 암이 진행함에 따라 기침, 가래, 출혈, 혈담, 답답함 등이 따르게 되기 때문에 해소, 천식과 흡사한 과정이 따르게 됩니다.

원래 간과 폐는 병에 걸려도 통증이 없기 때문에 방심할 수 있는 병 중의 하나인데 폐암의 중증에 이르면 피를 토하며 죽게 됩니다. 폐결핵은 전염이 되지만 폐암은 전염되는 병은 아니기 때문에 가족들의 정성이 필요합니다.

가래를 채취하여 담세포 검사를 하게 되면 폐암을 확인할 수 있습니다. 폐암이 의심되면 X선 검사, CT검사와 조직검사를 통해 암의 진행을 정확히 알 수 있습니다.

수술로 치료가 가능하며 심한 경우 한쪽 폐를 절제해도 생명에는 지장이 없습니다. 폐암이 확인되면 안정을 취하고 몸을 따듯하게 해주며, 심한 노동이나 운동 등은 중지해야 합니다.

폐암은 청백삼탕과 현미차, 간장백초환으로 6개월간 치료하면 암이 어느 정도 커졌다 하여도 폐 속에서 죽어 있기 때문에 건강이나 생명을 유지하는 데는 아무 지장이 없습니다. 다만 환자와 가족들의 꾸준한 정성이 따라야만 됩니다.

7. 식도암

우리가 일상적으로 생활할 때는 잘 느끼지 못하겠지만 암 전문병원에 가보면 암 환자들과 암 종류들이 왜 그렇게 많은지 놀라지 않을 수 없습니다. 암 세포가 피를 타고 다니다가 항체가 약한 곳이 있으면 자리잡기 때문에 우리 몸의 어느 부위든지 암이 발생할 곳에 이름을 붙여 병명도 수십 가지에 이르며 뇌암에서부터 뼈 속의 골수암, 외부의 피부암 등 상당히 많습니다.

식도는 목구멍에서부터 위에 도달하는 파이프 같은 관을 말하는데 이 내벽에서 발생하는 것을 식도암이라고 합니다. 주로 장년층에서 많이 발생하며 원인은 말하는 사람마다 다릅니다.

- 증상 -

 조기 증상은 거의 없으며 어느 정도 진행되면 음식물의 기호가 변하고 차차 뜨거운 것, 매운 것 등 자극이 심한 음식을 먹으면 식도가 따갑고 생선 가시가 걸린 것처럼 불편하며 더 심하면 음식물이 잘 내려가지 못하여 목에서 삼킬 수가 없게 됩니다.

 식도암 초기 진단은 목구멍 부위나 식도에 이상이 온다든가 갑자기 음식의 기호가 바뀌면 병원에 가서 내시경 검사를 하여 이상이 보이면 색소내시경 검사로 암 부위를(암 부위는 색소에 물들지 않음) 절취하여 조직검사로 확인하여야 합니다.

- 치료 -

 식도암은 수술로 암을 제거할 수 있으나 음식을 매일 섭취해야 하므로 암을 제거한 부분의 상처로 더 불편함을 겪어야 됩니다. 오랜 기간 치료를 받아야 되고 항암제와 방사선 치료를 해야 되나 초기에는 청백삼탕 요법으로 완쾌될 수 있으며 방사선 치료는 피해야 합니다.

 모든 암을 고치는 청백삼탕과 현미요법을 참조하시기 바랍니다.

8. 기타 암들

앞에서 말했듯이 암이 신체 어느 부위에서 발생하느냐에 따라 그 명칭이 달라지는데 위에 수록한 것 외에도 더 많은 종류의 암이 있으나 생략하기로 하고, 다만 그 치료법은 전문의의 지시에 따를 것이지만 모든 암은 뒤에 기술한 청백삼탕과 현미차 치료법으로 놀라운 효과를 보게 됩니다.

3장

암보다 더 어려운 병들

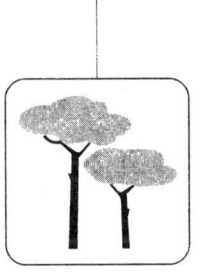

3장 · 암보다 더 어려운 병들

- 아토피성 피부염 -

체질에 따라 또는 기후에 따라 많은 피부질환이 일어납니다. 그런데 아토피성 피부염은 현대의학으로는 부작용은 있어도 절대로 완치될 가능성이 없다는 병입니다.

이 병의 치료에는 스테로이드 호르몬제가 주된 치료법이지만 치료결과가 불분명하여 식사요법을 권하는 형편입니다. 아토피성 피부염이 왜 치료가 불가능한가, 그것은 다른 피부병과는 달리 신체 내부의 체세포와 콜라겐의 작용이 외부와는 전혀 다른 상태로 작용하여 즉 외부에 필요한 재생능력이 아닌 피부를 저하시키는 반대 작용 때문입니다.

그래서 처음에는 의사들도 모두 오진하기 쉬운 피부염으로 약물치료나 크림액으로 여러 가지 방법으로 치료해 본 후에 마지막으로 아토피성 피부염인 것을 알게 되는 난치병입니다.

이 피부염이 1cm 이상 되면 피부암이라고 하는 것인데 청백삼탕과 현미차 요법으로 깨끗하게 고칠 수 있습니다. 이것은 피부에 보이는 치료로서 청백삼탕이 얼마나 피를 깨끗하게 해 주는가를 증명해 주는 것입니다.

- 백혈병 -

현재 백혈병은 난치병으로 널리 알려져 병 원인에 대한 설명은 생략하겠습니다. 다만 혈소판 감소로 골수기증을 받아야 하며 그 골수를 구하기가 하늘의 별따기같이 어렵습니다. 같은 골수형은 수천 수만 혹은 수백만 명 중의 하나를 찾아야 하기 때문에 같은 골수를 찾기가 매우 어렵습니다.

이 백혈병을 청백삼탕으로 고친다고 하면 믿지 못할 일입니다. 골수암을 비롯해서 백혈병을 치료한다는 것이 '생명의 은혜에의 초대'에 이렇게 기록하고 있습니다.

(이하는 '생명의 은혜에의 초대'에서 옮김)

백혈병

방사성 물질의 조사로 인한 부작용에서 오는 백혈병일 때는 청백삼탕과 현미차를 하루 1리터 이상 마시면 혈소판은 하루에 1만 2천 백혈구를 700~1,100으로 상승시킵니다. 1개월쯤이면 거의 정상이 됩니다. 또 돌연변이에 의해 급성 백혈병으로 되었을 때는 2주간 실시하면 혈소판은 13만~16만, 백혈구는 3,700~4,000으로 상승합니다.

청백삼탕에 풀로틴(칼슘이 안든 것)을 타서 마십니다. 아침 10그램, 저녁 10그램으로 하며 체 내에서의 순환이 잘 되도록 소화시키는 효소 래시침을 아침에 1정을 같이 먹으면 그 효과는 보다 빠르게 나타날 것입니다.

화학약품, 영양제는 절대로 먹어서는 안됩니다.

슬(膝)관절염

슬관절염(무릎)인 경우 무릎의 관절부에서도 대퇴골에서도 거의 상처가 없습니다. 그런데 인체의 총 중량을 지탱하는 경골의 귀퉁이가 마비되어서 그 틈새에 근육과 가느다란 신경이 파고 들어가 염증을 일으켜서 통증이 따르는 것입니다. 이러한 상태가 거듭되면서 슬관절염이라고 부르는 질병이 된 것입니다. 이 경골은 한 번 상처가 나면 현재까지의 치료로써는 재기 또는 복귀한다는 것이 불가능하며, 일시적으로 진정시키는 약물요법과 현재 많은 치료법이 개발되고 있으나 끝내 골격 그 자체를 복원하고 원래대로의 골격이 되게 하는 치료법에는 이르지 못하고 있습니다.

그렇기 때문에 인공 골을 집어넣는 수술법까지 진전이 되었습니다. 이렇게 된 환자의 약점을 틈타 가지가지의 의료품들이 나돌게 되었고, 이러한 치료가 도리어 환자를 괴롭히고 끝내는 보행을 곤란하게 만들어 버리고만 것입니다.

그런데 뼈가 왜 만들어지는가? 청백삼탕을 마시고 체세포와 인체의 골격을 만드는 것은 경단백질(클라겐)의 작용이라는 것을 알 수가 있습니다. 연령이 많아질수록 그 작용은 저하해서 사람에 따라서는 정체해서 이동을 포기해 버리는 사람도 있습니다. 이러한 상태에서 벗어나게 해서 결국은 3배의 기세로 발육의 방향으로 변화시켜 나가는 것이 청백삼탕의 힘입니다. 청백삼탕을 분석해 보면 7~8종의 물질이 나타나는데, 그것이 체 내에 들어가서 활약을 시작하면 실로 놀라울 정도의 세포활동이 시작됩니다.

지금까지는 어떤 약품을 써도 그때뿐으로 전혀 끄떡도 안하던 것이 청백삼탕을 마시면 인체의 모든 기능까지 활발하게 운동하기 시작합니다. 이렇게 해서 기능전체의 회복과 함께 뼈를 만들어내는 데는 놀라울 정도의 대활약을 해 주는 것입니다. 오늘날 우리들의 연구에 대해서 비과학적이라고 비난하는 사람들이 있습니다. 그러나 아무리 과학이 진보했어도 그 누구 하나 뼈를 만들 수는 없고 체세포의 증식, 재생능력을 배가 할 수도 없는 것이 사실인데 시비를 하고 있습니다.

비과학적이라고 하더라도 죽을 사람이 생생하게 살고 있다는 것은 어쩔 수가 없는 현실입니다. 부인할 수 없는 산 증거입니다.

인간의 뼈를 만드는 데는 첫째, 인, 둘째, 칼슘(자연의 것으로 얻을 것, 어패류를 많이 섭취할 것), 셋째, 비타민 D, 그리고 자연에서 얻어지는 철분, 미네랄 등입니다. 이 모든 조건을 함유하고 있는 것이 곧 청백삼탕과 현미차입니다(주의! 무릎 관절염, 골수염 등은 기성의 의약품 또는 물리요법으로서는 절대 회복할 수가 없습니다. 만일 현대의학과 병용을 하려면 차라리 탕과 차를 먹지 마십시오. 전혀 효력이 없어지기 때문입니다).

치매(痴呆), 데멘즈, 알츠하이머

어느 정도 발달한 지능이 병적 과정에 의하여 황폐하는 것을 말하는데 지능뿐만이 아니라 감정과 의욕도 지독하게 황폐해집니다.

노년성 치매(Senile Demenz)

사람이 늙어지면 생리적으로, 신체적으로, 정신적으로 쇠약해지는데 그 정도가 심해지면 정신병적 증상으로 나타나 기억력이 쇠하고 판단력과 이해력이 약화되면서 환각과 망상 등이 나타나서 끝내는 착란상태에까지 이르게 됩니다. 이것을 가리켜 '노망증'이라고 하는데 이 노망의 증상으로 인한 결과는 뇌출혈 후의 후유증에서 시작하여 교통사고 등으로 인한 두부외상의 후유증, 알코올, 약물 중독 등 그 예는 실로 많습니다.

그런데 최근에 매우 많이 나타나는 초노매(알츠화이머씨병)는 도대체 어떤 병이냐고 묻는 사람이 많습니다. 그리고 이 질병의 예방과 치료법 양약은 없는가 라는 질문도 많습니다.

여기에 간단한 설명을 부가하면 알츠화이머씨병이란 20세에서 50세에 거쳐 어느 날 갑자기 자신을 잃어버린다든지, 길을 잃어버려서 집으로 돌아갈 수 없게 되는 등의 현상으로 그 증상은 다양합니다.

그러면 왜 이러한 증상이 나타나는가?

그것은 어느 날 갑자기 뇌세포가 눈사태와 같이 붕괴가 시작되는 것입니다. 그 원인은 아직까지 명확하게 규명이 되지 못한 상태이고 또 치료법이 나와 있는 것도 아닙니다. 단지 말할 수 있는 것은 뇌간과 소뇌와 통하는 신경세포가 도중에 끊어져 버렸기 때문입니다.

전기를 예로 들면 누전된 상태와 비슷한 것입니다. 부체(죽은 사람의 시체)의 그곳(뇌와 소뇌 사이)에 와이어래쓰(전동용 특수 섬유)를 통해서 저주파를 보내면 그 뇌세포는 정상인과 같이 작동한다는 것은 확실하지만 뇌세포는 무엇이 원인이 되어 이렇게 되었는지 알 수 없습니다. 그러나 한 가지 확실한 요인이 있는데 그것은 이 뇌세포와 신경세포에 다량의 칼슘 또는 동물성 지방을 채워놓고 저주파를 보내면 알츠화이머와 같은 반응을 나타낸다는 사실입니다.

또 하나의 원인은 태아의 뇌세포는 베타 단백질에 의해서 성장과 발육을 억제하고 출산할 때까지 모체 속에서 모든 기능을 만드는 것에 전념되도록 되어 있습니다. 그래서 출산과 동시에 지금까지 억제되어 있던 베타의 단백질이 뇌신경 세포와 뇌신경 섬유조직으로 변하여 간뇌는 훌륭한 감정을 표현하고 뇌의 성장은 신체의 발육 동작을 촉진하게 합니다.

그런데 노망이 시작되면 웬일인지 뇌신경 세포에 베타 단백질이 두드러지게 증식되어서 뇌신경 세포를 소멸시켜 갑니다. 그래서 나

중에 남겨지는 뇌신경 원섬유세포는 망상(網狀)이 되어 뇌속에 공동(空洞)을 만듭니다. 이것이 노망이라는 것입니다.

그러면 왜 이렇게 되는가?
1. 동물성 단백질, 우유, 밀크제품 등을 많이 섭취할 경우 인체에 미치는 영향 때문입니다. 동물의 생명은 인간의 1년이 약 5년이 됨으로 인체가 10세가 되면 동물은 50세, 인체가 20세가 되면 동물은 100세에 맞먹습니다. 요즘 백발, 고혈압, 당뇨병, 십이지장, 위궤양 등 옛날에는 생각도 못했던 노인병이 오늘의 젊은이들에게 많습니다.

심장병과 그리고 뼈가 부러지기 쉬운 것은 동물성 단백질, 우유, 밀크제품을 많이 섭취하기 때문입니다. 이런 이유로 해서 20세에 노망이 되어도 절대 불가사의한 것이 아닙니다. 왜냐하면 동물성 단백질, 우유 등을 많이 섭취하여 실제적으로 세포가 100세가 되었기 때문입니다.

2. 화학합성물질, 특히 화학합성에 의한 색조제, 인스턴트 음식물에 들어 있는 방부제, 항생물질의 장기 투여 혹은 다량 투여는 베타 단백질을 증시키키는 일을 매우 빠르게 합니다. 많은 동물실험과 장병(長病)환자들을 관찰하면서 약의 양과 기억의 변화에는 두드러진 차이가 나타난다고 하는 것을 발견했습니다.

사망한 환자들의 뇌를 조사하면서 놀란 것은 뇌의 혈관은 물론이고 뇌세포 속까지도 그 환자의 것이 아니고 화학합성물질에서 색소까지 뒤섞여져서 뇌의 기능을 느리게 하고 전달을 방해하는 역할을 하고 있었다는 사실입니다.

알코올중독 또는 약물중독이 되면 손가락이 떨리는 상태가 일어나는데 이러한 증상임에도 불구하고 투약을 한다는 것은 노망과 아울러 뇌 그 자체를 마비시키는 결과만 가져오게 되는 것입니다.

사망한 알츠하이머씨병 환자를 해부하고 그 뇌세포를 조사해 보면 주 병명에 의한 사망은 얼마 안되고 뇌신경 세포 등의 기능마비에 의한 죽음이 많다는 사실입니다.

3. 오늘날 노망을 고치는 약은 없습니다. 그러나 한 가지 참으로 도움이 되고 중요한 것은 그 사람의 마음의 약이 있어야 한다는 사실입니다. 타인이나 약에 의하지 않고 성심성의 환자를 위해 정성을 다하는 사람으로써 마음의 약이 있을 뿐입니다.

4. 치료 방법으로는 청백삼탕을 1일 최저 0.8리터 먹이는 것입니다. 탕 속에는 인간의 뇌 생육에 없어서는 안되는 인(燐)이 대량으로 함유되어 있음으로 노망방지와 기능회복에는 최고의 치료약이 됩니다.

그리고 노망의 회복에 필요한 것이 그 환자의 과거의 기억인데, 묵은 사진과 책들을 꺼내 여가가 있는 대로 환자의 손에 책을 얹고 하루에도 몇십 번씩 이야기 해주는 것입니다. 이러한 과거의 세계에서 자연히 현재의 생활에로 이행해 오는 방법이 있는 것입니다.

그리고 주의할 것은 절대로 화내지 말아야 합니다. 폭력을 쓰지 마십시오. 노망을 했다고 입밖에도 내지 마십시오. 이 세 가지를 꼭 지켜야 합니다.

또 산보나 화장실로 동행할 때에는 환자의 오른팔을 동행자의 팔로 춤을 추는 자세로 팔짱을 끼고 환자가 걷기 시작하기 전에 동행자의 발을 환자의 앞으로 내 디디고 (이야기하면서) 1회전합니다. 어떤 완고한 사람이라 할지라도 간단하게 유도할 수가 있습니다. 시험해 보십시오.

그리고 뇌장애, 노망 등의 치료에 대해서는 청백삼탕과 현미차의 내용을 잘 읽어서 아침, 낮, 저녁 3회 마시고 꼭 쌀밥을 먹고 걷기를 하고 되도록 약을 먹지 말아야 합니다.

뇌 장애와 회복

　뇌 장애, 외상성 또는 뇌출혈 후유증, 뇌종양, 뇌연화, 동맥경화증, 당뇨병에 의한 뇌출혈, 기타 간질병, 발작, 뇌 장애로 인한 보행 불편, 언어장애, 실금(대소변을 가리지 못함), 상동실금(웃고 울고 하는 것), 간질발작, 이런 증상에 있는 사람은 청백삼탕과 현미차를 매일 0.8리터 이상 3일간 이상 먹고 난 후에 약을 서서히 감소시켜 나갑니다. 1개월 먹으면 어떤 간질 발작이라도 약이 필요치 않게 됩니다.

　지금까지 7,000명의 간질발작 환자를 임상 실험한 결과 가끔 약을 먹는다고 하는 사람은 3~4명밖에 없었습니다. 약은 연속적으로 먹는 것이 아닙니다. 서서히 약으로부터 멀어져 가야 합니다.

　다음에 타의 뇌 장애에 의한 기능장애(마비) 등의 환자는 청백삼탕 0.8리터, 현미차 0.8리터 이상을 드십시오. 이렇게 3일간을 계속하고 약을 모두 끊어야 합니다. 뇌의 기능회복에 잘 듣는 약은 없다고 하는 것을 기억해야 합니다. 단 고혈압의 약은 서서히 줄여서 적어도 3개월까지를 목표로 끝내야 합니다.

　주의 : 최근 Digital 혈압기를 과신하는 일이 매우 많은 것으로 보이는데 Digital 혈압측정기는 최고 혈압에서 20, 최저 혈압에서 -10으로 세어 생각을 해야 할 정도로 정확하지 않습니다.

　(예 1) 뇌종양 수술 후 파이프를 넣고 있을 때 청백삼탕과 현미차를 3일간 먹으면 파이프 속에 뇌세포가 들어옵니다. 일찍이 파이프를 빼내어 버려야 합니다. 그렇지 않으면 빼어내는데 시간이 걸려서 일시적 두통이 따릅니다. 그런 6개월간 이것을 먹으면 전혀 이전의 뇌하고 틀리지 않을 정도로 회복이 됩니다. 뇌와 척추골절증에 의한 기능장애, 하반신 마비 등에 대해 어떠한 경우에도 저주파 치료나 침, 그리고 자기가 있는 것의 치료는 절대 하지 말아야 합니다.

다음에는 쓸데없는 약을 끊어야 합니다. 몇 년을 먹어도 나아지지 않는다면 오히려 약이 아니고 약에 의해서 기능이 마비를 일으키고 있을 때가 많으며 치료를 방해합니다.

그런데 이 기능 회복에 제일 중요한 것은 조금이라도 걸을 수가 있게 되면 아무리 뒹굴어도 자신이 스스로 일어나야 한다는 사실입니다. 손을 써주는 것은 본인을 위하는 것이 아닙니다.

작은 일에서부터 의외의 놀라운 결과를 볼 수가 있습니다. 단지 절대 조급하게 굴지 말 것을 잊지 말아야 합니다.

그리고 회복에 필요한 조건은 첫째, 절대 동정을 하지 말 것, 둘째, 화를 내지 말 것, 셋째, 손에 호두나 골프공을 쥐어줄 것, 넷째, 발가락, 발목, 무릎 하는 순서로 움직이게 할 것, 다섯째, 깨어있는 동안에는 쉬지 말고 움직일 수 있는 것을 움직이게 할 것, 참고로 뇌출혈의 경우 8시간 이내에 수술하면 후유증이 있을 확률은 극히 적습니다.

당뇨병

뇨 속에 당이 많이 나오는 것을 당뇨병이라고 합니다. 확실히 당뇨이지만 매우 무서운 것은 밖으로 나오지 아니하는 내장 속에서만 당뇨를 갖고 있는 사람들이 대단히 많다는 사실입니다. 이것은 뇨 속으로 나오는 당뇨보다 악질입니다.

갑자기 쓰러진다거나 신체가 후들후들해서 병원에 가니 당뇨병이라 해서 그날부터 입원하여 인슐린 주사를 맞고 무엇이 어떻게 되어 가는지 묻는 사람이 없어야겠습니다. 그러므로 40세가 지나면 혈액과 뇨를 2~3년에 1회씩 검사를 받도록 해야 합니다. 이것이 예방 의학입니다.

당뇨병 치료에 대하여

혈당 검사지수 600~650인 사람은 약보다 매일 1만보 걷기를 하십시오. 그래서 식사를 하고 나면 움직인다고 하는 습관을 몸에 배이게 하는 것입니다.

청백삼탕 0.8리터 이상 1년간을 계속하면 당뇨가 소멸되어 없어진 사람이 87%, 직장인은 현미차를 회사에 지참해서 차로 마시고(낮동안) 아침, 저녁에는 집에서 청백삼탕을 먹는 것입니다.

식사의 제한이나 감미식 알코올 등의 제한은 아니해도 됩니다. 그러나 반드시 아침, 점심, 저녁 쌀밥을 먹어야 하고 어패류를 먹어야 합니다. 우유, 밀크제품, 치즈, 버터, 육류는 절대 먹지 말아야 하며 상기의 것을 지키지 못하는 사람은 어떤 짓을 해도 질병에서 벗어날 수 없습니다.

주의 사항

당뇨병 약은 먹는 약, 인슐린 등 어느 것도 오전에만 사용을 해야 합니다. 그러나 매우 상태가 좋지 않을 때만 그것도 소량으로 해야 합니다. 그렇지 않으면 저혈당을 일으키기 때문입니다. 이 청백삼탕과 현미차를 실행하고 있으면 혈당이 400의 사람이라도 10일째부터는 당뇨가 나오지 않는 사람이 많이 있습니다.

10명 중 6~7명은 당이 나오지 않습니다. 이 사람들은 일평생 당뇨하고는 관계가 없어지므로 인슐린 주사를 맞고 있는 사람은 특히 저혈당에 주의를 해야 합니다.

당뇨가 나오는 것은 신체에서 필요한 당이 체내에서 소화되지 아니하고 체외로 나와 버리는 것이라고 생각하면 됩니다. 그러면 그 부족한 당분을 보충해 주어야 하는데 병원의 치료는 칼로리 계산으로 식사의 제한을 합니다. 자칫 잘못하면 영양실조로 실명해서 눈이 멀어지고 백내장이 되기도 합니다. 잘 생각해 보아야 할 일입니다.

인간에게 과연 무엇이 중요할까요? 살아 있는 동안 먹고 싶은 것, 마시고 싶은 것을 마음대로 하며 사는 것이 인생을 즐기는 것이라고 생각합니다. 먹지 못하고 마시지 못하고 소경이 되고 어느 쪽을 택할 것인가는 각자가 알아서 선택할 일입니다.

즐거운 인생을 생각해 봅시다. 육(肉/고기)에 대하여, "고기가 영양이 있다는 말은 거짓말이다"라고 생각하면 됩니다. 육 속에 들어 있는 혈당은 특히 무서운 알레르기의 원인이 됩니다. 그러나 생선 속에는 천연칼슘, 철분, 비타민 B2 등 육의 약 3배~7배를 함유하고 있는 최고의 영양식입니다. 생선류에는 대개 알레르기를 갖고 있지 않습니다.

유방암과 자궁암

유방암의 경우 말기 또는 악성이라 해도 2개월간 청백삼탕, 현미차 어느 쪽도 1리터 이상씩 철저하게 복용하면, 암은 어느 사이에 없어집니다. 전혀 수술을 해야 하는 걱정이 없습니다. 자궁암일 때 청백삼탕, 현미차 1리터씩 철저하게 마시면 약 23일로 암 주위에 생기고 있는 젤리 상태의 것이 소멸되어서 암 중심만 까맣게 굳어지고 그래도 수프와 차를 마시는 사이에 암은 점점 적어져서 자궁 그 자체가 분홍색으로 건강하게 되어 갑니다.

그러나 1,000명에 1명쯤은 1가닥의 막대기(근종과 같은 현상) 같이 되어 가위로도 잘라지지 않는 고체가 됩니다. 이 때는 통증이 있으며 또 한편 출혈을 하는 수가 있으니 조속히 병원에서 부분절제를 해서 꺼내 버리면 됩니다. 이 현상은 암하고는 전혀 관계가 없는 것입니다. 참고로 건강 회복까지 6~7개월은 마셔야 합니다.

백혈병, 근 무력증

이 경우에는 청백삼탕과 현미차를 0.8리터 이상 매일 마시면 매일 변해 갑니다. 특히 백혈병인 경우는 약은 서서히 줄여 가면서 철저하게 먹으면 백혈구 혈소판은 10일간이면 보통 사람의 3분의 1까지 회복됩니다.

단 약을 중지하지 않으면 안됩니다. 3개월을 먹으면 정상이 된다고 여기면 되고 1년간을 인내를 갖고 먹으면 평생 아무 걱정 없습니다. 근 무력증인 사람은 매일 매일 변해감으로 여기에 세세히 쓸 필요도 없습니다.

　　상기한 두 가지 병은 지금까지 1만명을 세어 보아도 모두가 성공해서 살아가고 있습니다.

주의 사항
　　오늘날 판매되고 있는 의약품은 31,000종이 넘습니다. 매우 무서운 것은 이 중에 24,000~25,000종은 부작용이 크다는 것이 판명되었고, 병합투여를 하면 사망케 되는 수도 있습니다. 몇 가지 예를 들어봅니다.

　* 당뇨병 약을 쓰는 사람에게 진통제를 투여하면 저혈당을 일으켜서 발작, 강직, 심부전을 일으키는 수가 있습니다.

　* 감기 약을 먹고 있는 사람에게(특히 항생물질을 포함) 위약을 투여하면 약 중에 함유하는 마그네슘, 알루미늄 등 데트라사이클링계의 약은 화학변화를 일으켜서 약효가 없어짐과 동시에 부작용을 일으키기 쉽습니다.

　* 안과 질환의 환자가 수면제, 정신약을 먹으면 눈이 더 악화됩니다.

　* 고혈압 약을 먹고 있는 사람에게 수면제, 안정제를 투여하면 약효가 과해서 저혈압, 어지러움, 심부전을 일으킵니다.

　* 기타 고혈압, 심장병 약(특히 강심제)을 먹고 있는 사람은 우유, 밀크제품, 칼슘제를 절대 먹으면 안됩니다. 그것은 상기의 약 중에 세계에서 인정하지 않는 약이 들어 있기 때문입니다.

　　이 유비데카레논은 체내에 들어가면 재빨리 칼슘과 결합해서 지기다리스 중독을 일으켜서 그 질병을 악화시키며 또 합병증을 일으켜 재기 불능하게 합니다. 뇌의 기능 저하를 촉진시키는 좋은 시험약이기도 합니다(노망을 촉진시키는 일을 함)

　* 부정액을 진정시키는 약 프로논은 부작용이 커서 이 약을 먹어

서 다수의 사망자가 나왔습니다. 현재 일본에서는 12만명에게 투여되고 있습니다.

Vitamin E와 C

인체가 제일 필요로 하는 것은 먹은 음식의 소화를 도와주는 것입니다. 그러면 무엇이 소화를 도와주는가? 그것은 인체의 장 속에 살아 있는 잡균입니다. 이 잡균이 들어온 식물에 달라붙어 열심히 소화를 돕고 있는 것입니다.

그런데 Vitamin E와 C를 먹으면 모든 잡균이 죽어 버려서 소화가 안됩니다. 이것을 Vitamin E와 C의 과잉증이라고 하는데 대단히 위험한 것입니다.

비타민 E와 C는 멸치 등 건어물의 곰팡이 방지용으로 사용되고 있습니다. 곰팡이 균을 죽일 수 있으니 암에도 효력이 있을 것이라는 생각은 큰 오산입니다. 인간의 생체는 이러한 과잉된 행동에서 스스로 생명을 끊고 있는 것입니다.

이상은 '생명의 은혜에의 초대'에서 옮긴 것입니다.

4장

신비에 가까운 암 치료제

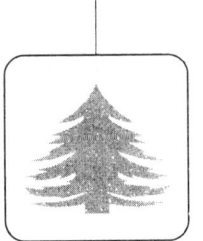

4장 · 신비에 가까운 암 치료제

　　나는 조물주의 섭리에 감사하며 이 글을 씁니다. 인간에게는 시대에 따라 예로부터 불치의 병이라고 하는 것이 늘 있어 왔습니다. 한때는 폐병(결핵)이 그것이었습니다. 40년 전만 해도 결핵은 전염성이 강한 병으로 패가망신하는 병이라고 하여 온 가족이 죽기도 하였지만 결국은 인간의 끊임없는 연구 결과 결핵을 정복했습니다.

　그후 임질, 매독, 문둥병 등 불치병이라고 하던 병들의 치료제가 개발되었고, 암도 머지 않아 정복되리라 봅니다. 현대에서 가장 무섭게 취급되는 에이즈도 마찬가지입니다. 앞으로 또 새 이름의 불치병들이 출현할 것이 틀림없습니다.

　그러므로 하나님은 이미 모든 인간의 병이 낳을 수 있는 물질을 예비해 놓으셨다는 사실에 감사합니다. 다만 우리 인간이 아직 찾아내지 못했다는 것뿐입니다.

　교만한 인간에게 죽음과 병이 없다면 얼마나 기고만장하겠습니까? 그렇기 때문에 미안하지만 인간에게는 횡사도 병사도 있어야만 건강한 감사도 하기 마련입니다.

내가 이번에 암을 치료하게 된 원인은 수술도 식이요법도 아닌 많은 사람들이 웃어 넘길 수밖에 없는 것으로 암을 퇴치하게 되었고, 또 몇 달 동안에 10여명이 초기 암에서 해방되었다는 소식을 들었습니다.

암 치료의 발달 경로를 보면 암이 발견되기 약 100년 동안 의학자들은 많은 연구를 거듭해 왔습니다. 최초의 치료는 암 덩이를 수술로 떼어내는 것이었는데 큰 덩어리가 되어 만져지거나 보이는 것만 제거하는 것이었으며, 재발이나 전이를 막아내는 것은 역부족이었습니다.

그 다음 연구한 것이 1960년대에 개발한 방사선 치료이며, 그동안 개발된 40여종의 항암제(암 치료제)와 함께 병행해서 사용하는 것이 그 동안 발달된 치료 과정입니다.

암의 검진 방법도 보고 만져서 찾던 것이 X레이, 초음파, 혈액검사, CT 검사, 형광 검사 등의 발달로 세미한 암까지 찾아내는 데에 이르렀습니다.

그러나 현재까지 암 치료 방법은 모두 암세포를 죽이거나 억제하도록 하지만 암세포의 증식 속도가 정상세포보다 수백 배 빠르며, 어떤 경우에는 기하급수적으로 늘어나기 때문에 수술 후에 항암제 투여, 방사선 치료 등으로 암세포를 죽이거나 분열을 억제합니다.

그러나 이것들이 암세포에서만 작용하는 것이 아니고 암부위의 정상세포를 수십 배 더 손상시키기 때문에 일반적으로 세포분열이 빠른 머리나, 점막, 조혈세포와 뇌 등에 심각한 타격을 주어 탈모, 설사, 피부변색, 정신착란 등 무서운 부작용을 가져오고 있는 것입니다.

그러나 현대 암의학으로는 더 이상 진전이 없는 것이 사실입니다.

1990년 이후 1995년 사이 의학계에서는 암 치료에 있어서 방사선 치료에 대해 논란이 대두되는 가운데 백혈병 등에서는 효과가 좋으나 암 치료에 있어서는 위 치료 방법 등이 확실한 방법이 아니라는 반론이 제기되었습니다. 그래서 1995년 이후 완전히 새로운 치료 방법을 연구 중인데 그것이 바로 30년 전에 대두되었던 암은 자체적으로 피를 (영양) 공급받지 못하면 암의 크기를 아주 작게 하거나 또 고정시키거나 고사시킬 수 있다는 추론입니다.

이 책에서 다루려는 암 치료 방법은 암의 영양공급원을 차단하여 암의 발육을 억제하고, 결국에는 암을 고사시키는 방법입니다. 치료법은 일본에서 개발되어 수만 명의 암환자들을 기적같이 낫게 했습니다.

이것이 바로 청백삼탕과 현미차 요법입니다. 청백삼탕을 마시면 피 속에 콜라겐의 향상 물질이 생성되고, 암 덩어리에서 밤송이처럼 혈관과 연결되어 있는 수많은 모세혈관(영양공급원)을 막히게 만들어 암으로 통하는 영양과 산소 공급을 중단시키고 암을 더 이상 자라지 못하게 합니다. 현미차는 효소작용으로 복수의 배설과 피의 원활한 흐름을 돕습니다.

이 두 가지가 합성되어 건강한 세포는 더욱 강해지고 암세포는 점점 죽어가는 놀라운 작용을 하는 것입니다.

1개월만 끊임없이 복용하면 벌써 건강해지는 것을 느낄 수 있으며, 의학적으로 검사를 해도 확실히 확인됩니다. 쉬운 방법으로 혈액검사에서도 매월 수치가 낮아지는 것이 확인됩니다.

그렇다고 부담될 정도로 비용이 많이 드는 것도 아니면서 모든 사람들이 그렇게도 무서워하고 첨단과학 시대의 현대의학도 아닌데 암을 정복했다고 하니 의사들이 비웃을지도 모르겠습니다.

무엇이 그렇게 효능이 강한 약제이기에 암을 정복했다는 말입니까? 독자분들께서 궁금해 하실 것같아 약의 이름을 먼저 밝히겠습니다. 그것은 본인이 이름 붙인 '청백삼탕'입니다. 이것은 내가 개발한 것이 아니며 이미 사용하고 있는 것인데 편의상 '청백삼탕'이라 이름을 붙인 것입니다. 또 '현미차'도 함께 마셔야 되며 빠른 회복을 위하여 '간장백초환'을 권합니다.

효과에 대해서는 뒤에 나오는 독자들이 보낸 투병기와 나의 투병기를 보시면 이해하실 것이며 이것을 하루도 거르지 말고 정성껏 실시하면 살 수 있고, 편한 대로 적당히 실시하면 아무 효과도 없다는 것을 부언합니다.

그러면 먼저 이 신비의 '청백삼탕'에 대하여 설명하겠습니다.

이것을 설명하기 전에 방법을 연구개발하신 로버트 죠칸즈 다쓰이씨 박사의 '생명의 은혜의 초대'라는 책에 소개된 청백삼탕의 기록을 우리말로 옮겨 봅니다.

암(癌)

암은 청백삼탕으로 99% 치료됩니다(다른 합병증에 대하여서는 설명이 없습니다). 단 현대의학과 기성의 개념만으로는 치료될 가능성이 희박합니다. 이 암을 연구하는데 30년의 세월이 흘렀습니다. 또 그 역사를 이야기하기 전에 암 연구를 위하여 희생된 많은 동물들과 협조해준 많은 사람들에게 마음 속으로 무언의 감사를 드립니다.

신비의 야채들

한줌의 흙 속에 한국 인구의 4배가 넘는 수의 미생물이 살아 있다는 사실을 알고 있는 사람은 별로 많지 않은 것 같습니다.

항생물질, 페니실린 등의 거의 전부가 이 흙 속에서 만들어지는 것입니다. 이렇게 위대한 자연의 섭리 속에서 신기한 일들이 일어나고 있으며, 흙 속에 깨알 같은 씨가 떨어져 많은 미생물에 의하여 한없는 영양소를 받고 태양빛을 받아 인간의 신체 건강에 없어서는 안되는 엽록소, 철분, 인, 미네랄 등의 여러 가지 비타민을, 그 외에도 많은 것들을 풍부하게 제공해 주고 있습니다.

그럼에도 불구하고 자연을 업신여기고 자연을 잊어버린 많은 사람들이 자연에 버림받고 각종 질병에 걸려 죽어가고 있습니다. 인간이 만든 어떤 영양제보다 억이 넘는 미생물 속에서 자연스럽게 성장하는 야채에 함유된 자연의 영양은 하나님께서 주시는 영양의 보고입니다.

그러므로 나는 "야채를 먹으라"고 말하고 싶습니다. 먹기 싫으면 맛있는 요리로 만들어 먹든지 국물로 만들어 마시라고 권하고 싶습니다.

그런데 현대 농업에는 야채마저도 화학비료와 농약을 주고 재배하므로 야채가 흡수하고 있는 화학합성 물질이 인체기능에 큰 영향을 주고 있습니다.

그러므로 잎의 부분보다 뿌리 식물들이 농약의 피해는 덜 받는다고 보며, 벌레먹은 잎사귀는 어느 정도 농약에서 벗어났다고 보아야 될 것입니다.

- 중략 -

청백삼탕과 현미차

내가 연구를 시작해서 30년이 되었습니다. 그동안 아버님과 형은 암으로 세상을 떠나셨고, 필자 자신도 위와 십이지장 일부를 암으로 인하여 절제했지만 그럼에도 암은 폐까지 퍼져 갔습니다.

절방석인 형편에 처하게 되니 아직까지 의존할 수밖에 없었던 현대 의학은 믿을 수 없게 되고 살아야 되겠다는 욕망으로 병마와 싸우면서 자연과 약초 연구에 전심전력을 기울였습니다.

사람들이 좋다는 모든 것을 조사해 보았더니 암에 좋다는 항암제가 함유된 식물들이 약 1,500종류나 되었습니다. 사람들이 암에 좋다는 것들이 오히려 해로운 것이 더 많았습니다. 그러므로 효과보다는 부작용이 두려워 많은 동물들을 이용하였습니다. 의사, 병리학, 미생물학의 모든 것을 거친 나는 모든 것을 아무것도 없는 무(無)로부터 연구를 다시 시작하여 연구 범위를 좁혀 왔습니다.

이렇게 해서 마지막으로 연구 완성한 것이 청백삼탕(원래 영어로 된 것을 필자가 한국식으로 만든 이름)과 현미차입니다. 이것은 기존의 화학에서도 전혀 상상도 못했던 우수한 효과와 실효를 거둘 수가 있었습니다. 몇 만 명이나 되는 환자들의 협력을 얻어 실효의 결과를 얻었다는 것은 더 할 수 없는 기쁨이었습니다.

하나님께 진심으로 감사드립니다.

여기에 처음으로 공개할 수 있는 모든 것이 여러분의 생명의 힘입니다. 참으로 고마운 일입니다.

우리 몸의 모든 암치료와 예방 그뿐만 아니라 고혈압, 당뇨, 백혈병 등 소위 문화병의 치료가 가능하게 된 것입니다. 인체의 골격의 뼈를 재생시키는 것, 노화현상을 방지하며 생체를 부활시키는 것, 불치병이라 하던 백내장도 완전히 치료가 되며 간장병, 심장질환, 급성 백혈병도 치료가 된다는 것입니다.

특히 뇌종양, 뇌의 암에 효과가 대단하다는 것 외에도 이 약을 통하여 치료될 수 있는 병의 종류는 많이 있습니다.

이것을 기회로 여러분의 노력과 근면이 분명히 병을 고친다는 사실을 알기 바랍니다. 하루라도 거르면 치료에 장애가 되며 현대 의약품과 함께 사용하면 효과가 없다는 것을 기억해 두기 바랍니다.

- 중략 -

청백삼탕과 현미차를 꾸준히 마시고 암이 완쾌된다는 사실이 알려지자 세계의 대학, 의학자에게서 문헌자료와 데이터 등을 제공해 달라는 신청이 쇄도했습니다. 따라서 여기에 청백삼탕과 현미차에 대해서 이야기 해두고자 합니다.

본인이 아직까지 데이터를 밝히지 못한 이유에 대하여 말하면 나의 이 연구가 만병통치라는 소문으로 비화되어 과장되었기 때문에 이런 소문에서 데이터가 악용될 수도 있었기 때문입니다.

어느 의과대학 교수는 뇌종양(암) 환자의 치료를 위해서 나의 문헌을 요청해 왔습니다. 정확하게 자료를 갖추어 제공하였더니 그후 수개월 후에 제약회사에 가지고 가서 새로운 약품 발표를 하고 의학박사 학위를 받았습니다.

이렇게 해서 지금까지 의사들에게 가르쳐준 재료는 노력도 하지 않고 모두 박사학위 논문에 사용되었습니다.
    그러나 지금은 그렇게 이용당한 것을 운운할 때가 아니라 많은 환자들의 생명이 귀중하기 때문에 책을 펴내서 공개하며, 한 사람의 생명이라도 완치될 수 있기를 간절히 바랄 뿐입니다.

-로버트 죠카즈 다쓰이시-
'생명의 은혜에의 초대'에서

- 이하 생략 -

청백삼탕에 대하여

- 무에 대한 이야기 -

옛날 노인들의 말에 "무 한 개 먹고 트림 잘하면 속병이 낫는다"는 말이 있습니다. 또 무를 백삼이라고 했습니다. 그런데 이 무로 어떤 암이든지 치료할 수 있다니 참으로 믿어지지 않습니다. 그런데 로버트 죠칸즈 다쓰이시 박사의 글에서 발표한 것처럼 일본에서 수만 명의 환자가 완쾌되었습니다.

그러면 도대체 무란 무엇인가? 무에 대한 이야기를 해보겠습니다.

우리 나라 사람들은 옛부터 '무' 없으면 반찬이 없을 정도로 무를 많이 먹었습니다. 동치미, 깍두기, 나박김치, 열무김치, 총각김치, 무말랭이, 무장아찌, 무소백이, 무채, 무나물, 가재미 식혜, 짠지, 단무지, 무시루떡, 무밥, 생선찜에는 으레 무가 들어갑니다.

겨울이면 땅을 파고 묻어 놓은 무를 꺼내어 쇠고기국이나 동태국을 끓여 먹었으며, 무밥에 참기름과 굴을 넣고 비벼 먹기도 했습니다.

이때는 우리들에게 암이란 존재도 몰랐습니다. 무 반찬이 사라지면서 암 같은 병들이 우리 몸에 들어왔습니다. 일본 사람들도 무를 매일 먹습니다. 단무지나 회를 먹을 때 함께 먹는 무가 그것입니다. 그리고 모리소바나 국수에는 으레 무를 다져 넣습니다. 또 간장에 절인 무도 빼놓을 수 없습니다.

　나는 이번에 이 글을 쓰면서, 어느 한국분이 쓴 기적의 암치료법이란 글에서, 자기가 암에 걸렸는데 옛날에 돌아가신 부친이 꿈에 나타나 무를 주면서 이것을 일년동안 끊지 말고 먹으라고 하여 이상히 여겼지만 일년동안 무를 가능한 대로 매일 많이 먹었더니 암이 낫다는 글을 읽었습니다.

　과연 무를 많이 먹어서 몹쓸병이 예방되었다면 우리 조상들의 지혜는 대단한 것이었습니다. 그러면 이 흔한 무가 왜 암을 낫게 할까 하는 것이 의문입니다.

　이 시점에 암에 대해 다시 생각해 보기로 하겠습니다. 암의 생성과정은 여러 가지 학설이 있습니다. 그런데 유전자(DNA)에 돌연변이를 일으켜 암 바이러스가 발생하면 아자치로산과 인체의 1/3을 점유하는 코라민이 암을 발견하면 그 주위에 있는 것으로 암세포를 에워싸는 불가사의한 힘을 가지고 있다는 것이 밝혀졌습니다. 그러므로 암 바이러스가 있어도 암에 걸리지 않는다는 것이 확인되었습니다.

　그런데 인체를 구성하고 있는 체세포가 의약품, 약품, 드링크, 인스턴트 속에 함유한 화학 합성물질 등에 의하여 체내에서 돌연변이를 일으켜 정상세포는 죽어 버리고 그 틈새에 변화된 암세포가 하나의 군단을 형성하고 자라게 됩니다. 또 여기에서 분열된 암세포는 피를 타고 이동하다 합성변이체가 만나면 그곳에서 또 군단을 형성하며 이것을 암의 전이라고 합니다.

　이 암은 섬유질로서 구리싱, 프로릴, 히드로키시프로링을 함유하고 있다고 합니다.

　암 세포 군단은 처음 3개의 변이체가 자리를 잡으면 사방으로 머리카락 같은 모세혈관이 작은 밤송이 가시처럼 뻗어 작은 혈관에 연결하여 산소와 양식을 공급받게 되는데 모세혈관을 형성하지 못한 암 세포는 자연히 죽어 버리고 맙니다.

　그러므로 우리 몸에 암 세포가 있어도 건강한 세포가 암 세포에게 자리를 빼앗기지 않으면 암은 발생하지 않습니다.

　암을 수술하여 떼어 버려도 이미 전이된 갈고리 형의 암 세포는 약해진 세포 속으로 찾아가 다시 암군을 형성하게 되기 때문에 이 암 세포를 죽이기 위해 방사선, 코발트 60, 혹은 항암제 주사로 마이트 마이신(Mito Mycin), 아드리아 아이신(Adria Mycin), FUDR 등을 사용했습니다. 그런데 이 모든 항암치료는 의사들도 불신할 정도로 효과가 없으며 약 20% 정도밖에 성공률이 없다고 봅니다.

　사실은 수술 후 항암치료에 견디지 못하고 죽어간 사람도 허다합니다. 항암 치료제 콜라겐을 투여해도 화학약품이기 때문에 부작용과 별다른 효과를 보지 못하고 있습니다. 그러나 근래에 와서 항암제는 많이 발전하고 있습니다.

　그러면 무는 어떤 역할을 하는지 알아보겠습니다.

　무에는 암을 죽이는 아미치로산과 아자치로산과 같은 암 세포에게만 달라붙는 특수한 물질이 들어있는 것을 발견하게 되었습니다.

즉 암이 모세혈관으로 사방으로 뻗어 산소와 영양을 공급받는데 아주 미세한 모세혈관을 피를 통해 도는 콜라겐의 일종이 서서히 막아버려 영양공급원이 막혀버리게 되어 아미치로산과 아자치로산을 증가시켜 이 모세혈관 속에 달라붙어 공급원을 차단하는 신기한 역할을 하는 것입니다.

모든 항암제는 암의 세포를 죽이는 작용을 하지만 사실은 정상 세포가 먼저 죽어 버리므로 환자는 점점 약해져 환자가 먼저 죽게 되는 것입니다.

놀랍게도 무에는 인삼의 6배가 넘는 모나겐의 증식성분인 항암제가 들어 있고, 무청에는 100g당 8,710의 비타민 Al.U가 함유되어 있으며, 당근의 V-A함량은 30.340(100g당 비타민 Al.U)을 함유하고 있으므로 항암 효과가 인삼의 수십 배가 넘는 것입니다.

화학합성제인 항암제는 100이 몸에 들어갔을 경우 단 10분의 1도 암 세포로 들어가지 못하고 소변으로 배출되지만 무와 같은 자연 식품에 함유된 항암 효과는 1이 있다 해도 1 모두 몸에 흡수되기 때문에 계속 복용하면 놀라운 효과를 보게 되는 것입니다.

그 효과에는 콜라겐(인체에서 제일 단단한 단백질)의 증강을 촉진시켜 연령에 관계없이 청년의 신체와 같은 원동력이 됨과 동시에 체내에 들어온 청백삼탕이 화학 변화를 일으켜 30종 이상의 화합물질로 변화되는데 그 중에서도 아미치로산과 아자치로산자 같은 암 세포에게만 달라붙는 특수한 물질이 증식되므로 암 모세혈관을(암의 크기에 따라) 3일 만에 인체를 구성하는 건강한 세포로 변하기 시작하게 됩니다.

3개월 후에는 암이 죽어 있는 것(활동하지 않는 것)을 CT검사로 확인할 수 있습니다.

이와 동시에 이 체세포가 암의 면역을 갖고 있기 때문에 두 번 다시 그 부위는 암에 걸리지 않습니다.

위와 같은 작용 때문에 말기 암 환자라도 건강한 상태로 회복됩니다. 중환자라도 물을 마실 수만 있으면 회복될 수 있습니다.

이러한 환자의 경우, 청백삼탕과 현미차는 하루 1리터 정도가 좋습니다. 10일 후부터 환자는 혼자서도 먹을 수 있게 됩니다. 그러나 이 방법을 100% 철저하게 실행한 분들은 쾌유되는 기쁨을 맛보지만 하다가 중지한 분들은 거의 효과를 보지 못하는 것을 알았습니다.

청백삼탕을 복용할 때 주의할 것은 항암제와 기타 의약물을 함께 투여하지 말아야 한다는 것입니다. 항암제를 투여하는 기간에는 시행해도 됩니다.

현미차에 대하여

- 현미는 그야말로 완전식품 신체의 영양 밸런스에 필수 -

쌀은 그 자체가 이른바 일물전체(쌀을 구성하는 모든 부분)로서 영양 가치가 아주 높은 식품인데, 특히 '배아(쌀눈)' 부분이 가장 중요하며 배아가 있는 위치는 상단이지만 쌀 전체로 보면 쌀의 중심이라고 할 수 있습니다.

영양학적으로 보아도 쌀이 가진 영양소의 대부분이 배아에 집중해 있기 때문이며 보통 우리가 먹고 있는 백미(흰쌀)는 배아(쌀눈)가 제거된 것으로 배유(흰쌀)만 남아있는 백미 자체는 지게미나 마찬가지입니다. 어떤 이들은 백미를 사미(죽은 쌀)라고까지 말합니다.

결론부터 말하면, 좋은 식품으로서의 쌀은 바로 현미이며 현미에는 쌀겨(속껍질)가 붙어 있어 쌀눈을 단단히 지켜주고 쌀 전체를 완벽하게 감싸고 있기 때문에 쌀 전체가 가지고 있는 영양소를 그대로 유지하게 됩니다.

현미 한 알에는 양질의 식물성 단백질을 비롯해 양질의 불포화지방산, 칼슘, 인, 나트륨, 철 등의 미네랄류, 비타민 B1, B2, B6, 니코틴 산판토텐산, 엽산, 비타민 E 등의 비타민류가 함유되어 있습니다.

이와같이 균형있게 조성된 현미를 정백(흰쌀로 분리하는 것)해 버리면 대부분이 당질만 남게 되는 별볼일 없는 하얀

식품이 되어 버리고 맙니다.

비타민과 필수 지방산은 쌀의 배아에 많으며 특히 비타민 E는 배아에만 함유되어 있을 정도입니다. 쌀겨와 배아에 많이 들어 있는 비타민 B1은 아주 중요하고 이것은 흰쌀과 빵을 주식으로 하는 현대인들에게 꼭 필요한 물질(당질 대사)로서, 현미는 인체에 섭취된 당질을 그 자체의 비타민 B1으로 처리하고 몸에 좋은 영양을 공급해 줍니다.

비타민 B2는 장기간 부족하게 되면 발육이 저하되고 구강염과 설염을 일으키거나 눈이 나빠지며, 심할 때에는 백내장이 되는 일도 있고 또, 비타민 B6가 결핍되면 뇌출혈의 원인이 되며 동맥경화와 빈혈 등을 일으키기 쉽습니다.

니코틴산 결핍증은 '펠라그라'라고 불리는데, 피부에 붉은 반점이 생기고, 설사, 구내염, 식욕부진 등의 소화기 이상, 두통, 불안, 지각마비 등의 신경장애와 빈혈, 간기능 장애를 일으킵니다.

판토텐산은 스트레스에 강하고 혈압을 정상으로 유지 하는 힘을 가지고 있으며, 비타민 E는 체내의 지방 산화를 방지하고 혈관을 유연하게 유지합니다.

배아와 쌀겨 속의 지방은 양질의 불포화 지방산으로 육식으로 인해 생기는 악성 콜레스테롤을 제거하는 힘을 가지고 있으며, 더구나 우리나라 사람에게 부족하기 쉬운 칼슘도 현미에는 흰쌀의 2~4배나 함유되어 있습니다. 그래서 일찍이 현미를 연구한 사람들은 이를 완전식품으로 칭하길 꺼리지 않는 것입니다.

현미가 영양분이 많고 몸에 좋다는 것은 누구나 다 아는 사실입니다. 그런데 현미의 껍질과 현미눈에 그 영양이 다 들어 있는데 너무 단단하여 현미밥을 지어 먹을 경우 몸속에서 분해가 되지 않는다는 사실을 아는 사람은 많지 않습니다.

현미밥을 해 먹었을 때 대변을 현미경으로 세밀히 살펴보면 플라스틱처럼 현미껍질이 그대로 섞여 있는 것을 볼 수 있는데 이것은 너무 단단해서 분해되지 못하고 그대로 배설됐기 때문입니다.

그래서 연구한 것이 영양분만 빼내어 마시는 방법인 현미차 만드는 법입니다. 현미차는 임상실험결과 이뇨, 배설, 세척(요사이 시중에 장 세척제라는 약이 있으나 이보다 더 효과적임)작용이 우수하며 계속 마시면 건강해지는 아주 좋은 음료입니다.

현미차의 효능은 이뇨작용의 촉진과 아울러 당뇨병 환자의 당 분해와 인슐린 활동을 조장해 주는 최고의 음료인 것입니다.

그와 동시에 복부에 괴인 복수를 빼내는데는 어떠한 이뇨제보다 속효가 나는 특효가 있고, 혈액과 아울러 혈관 내의 정화작용에 좋은 역할을 합니다.

심장병 환자에게 청백삼차와 현미차를 하루 0.8리터 이상 20일간 투여하면 모든 것이 정상으로 돌아옵니다. 혈관에 붙은 콜레스테롤까지도 분해하는 역할을 하기 때문입니다.

청백삼탕 만드는 방법

- 기본재료 - (2일분)

무(大根) Radish Large Root	한 개 기준은 한국 무는 길이 8인치 (20cm) 지름 3~4인치(10cm) 정도의 크기(무의 4분의 1이라 함은 세워서 4등분)	1개의 4분의 1
무청(大根葉) Radish Leaves Fresh	무청이 없을 경우 총각무청을 큰 무를 비례로 해야 되며 농약을 주지 않은 벌레먹은 것이 효과 있음	1포기의 4분의 1
당근(唐根) Carrot	길이 8인치(20cm) 지름 2인치(5cm) 정도 2분의 1 껍질채로)	1개의 2분의 1
우엉 Burdock	길이 8인치(20cm) 지름 대략 1.5인치(4cm) 기준하여 4등분	1개의 4분의 1
표고버섯	자연 건조한 것 1 개	작은 것은 2개

* 표고버섯은 꼭 한국산이어야 함.

* 무청은 벌레먹은 것이 좋고 농약친 것은 효과가 약함.

(1) 무는 껍질채로 나박김치처럼 큼직하게 썰 것.

　모든 재료는 크고 작기에 너무 신경쓰지 말고 보통것을 기준으로 하고 외무나 한국무나 관계없음.

　당근이나 우엉도 적당한 크기로 하되 껍질을 벗기지 말고 국거리처럼 썰어놓고 무청도 끓이기 좋게 자르면 됨.

(2) 물은 채소양의 약 3배정도 부을 것.

(3) 처음에는 강한 불로 끓이되(넘으면 안됨) 일단 끓고 나면 불을 아주 약하게 하여 1시간 가량 더 끓일 것.

(4) 다 끝난 후 물을 받쳐서 반드시 유리병에 담아 냉장 보관해야 함. 밖에서는 3시간 내로 변질되며 냉장보관도 2일이 적기임.

(5) 한 번에 180cc 정도(보통 사기 커피 잔) 마신다.

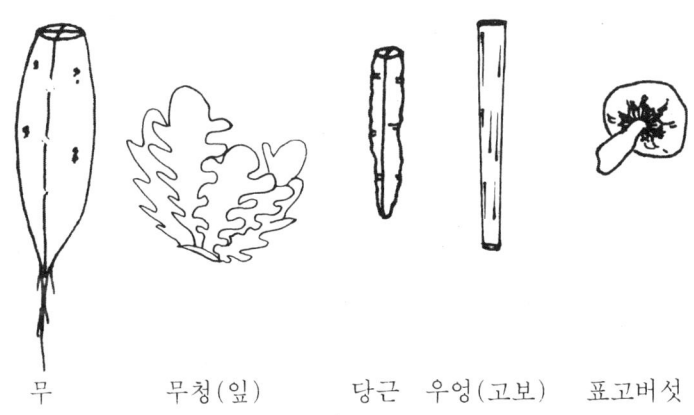

무   무청(잎)   당근   우엉(고보)   표고버섯

- 주의 사항 -

야채를 데쳐서 사용하지 말고 양을 너무 많이 넣거나 절대 다른 것을 첨가하면 해롭습니다(청산가리보다 강한 독성으로 변할 수 있음).

끓일 때 넘지 않도록 지켜보아야 하며, 끓이는 기구는 유리 냄비(코팅된 것은 금물)가 좋으며 만약 없다면 스텐냄비를 사용해도 됩니다. 보관은 꼭 유리병에 하되 뚜껑이 쇠로 된 것은 (쇠는 한 시간 후면 녹이 생김) 절대 안되며 한 번 끓인 것은 2일 이상 마시지 말아야 하고 냉장보관하지 않으면 몇 시간 지나면 변하게 됩니다.

현미차 만드는 방법

- 기본재료 - (3~4일분)

현미 1홉, 물 8홉	(1) 현미에 농약을 제거하기 위해 볶기 전에 한 번 씻어서 물을 뺀 다음 바로 볶되 짙은 갈색이 될 때까지 볶는다. (2) 물 8홉을 따로 끓여서 끓을 때 볶은 현미를 넣고 곧바로 불을 끈다. (3) 5분 후에 체로 현미차를 걸러놓고 다시 그 현미 찌꺼기에 물 8홉을 부어 재탕으로 약한 불로 10분간 끓인다. (4) 다시 체로 걸러 먼저번 8홉과 섞어서 냉장보관한다. (도합 16홉이 된다)

청백삼탕과 현미차 마시는 법

1. 청백삼탕은 잘 변하기 때문에 식혀서 유리병에 담아(이때 병뚜껑도 철제품은 금지) 냉장고에 보관하고 찬 것을 그대로 마시든지 따끈하게 데워 마시든지 식성에 따르면 되며, 1일 마시는 양은 0.6리터를 기준으로 3~5회로 나눠 마셔도 되며 꼭 하루 0.6리터 이상 마셔야 합니다.

2. 밖에 나갈 때는 보온병(작은 것)에 담아서 휴대하면 편리하고 이때 냉장된 대로 담든지 뜨겁게 끓여서 넣어야 변하지 않으며, 시원하든지 뜨거워야 마시기도 좋습니다.

3. 밖에 나갈 때는 아침에 일어나서 한 컵 마시고(식전 식후 15분) 나면 2컵 정도만 보온병(2컵짜리 보온병)에 담아가면 됩니다.
4. 청백삼탕을 마시고 난 후에는 꼭 현미차를 마시는 방법으로 교대해야 하며 청백삼탕이나 현미차를 마시는 기간에는 약이나 녹즙 등을 먹지 말아야(자연산 건강식품은 먹어도 됨) 합니다.
5. 양을 너무 적게나 지나치게 마시지 말고 하루도 거르지 않고 마시면 작은 암은 고사하고 큰 것도 전이가 약해집니다.
6. 현미차도 같은 방법으로 한 번에 180cc 정도 마시되 청백삼탕을 마신 후 15분 이상 지난 후에 마셔야 됩니다. 다른 음식을 투여할 때도 15분 이상 간격을 두어야 합니다.

하루 마시는 양은 청백삼탕 0.6리터, 현미차 0.6리터 정도면 적당하나 더 이상 마셔도 무방합니다. (도합 1.2리터) 꼭 그런 것은 아니지만 청백삼탕은 차게, 현미차는 뜨겁게 해서 보온병에 1일분을 담아 먹으면 편리하지만 식성대로 하는 것이 좋습니다.

- 주의 사항(참고 사항) -
(1) 신장병 통증이 있는 사람은 절대로 마시지 말아야 합니다.

(2) 될 수 있는 대로 오후 늦게는 마시지 않는 것이 좋습니다. 밤에 소변을 자주 보면 깊은 잠을 잘 수가 없습니다 (아침 일찍부터 오후 4시 정도 끝내고 저녁에는 간장백초환을 먹는 것이 좋음).

(3) 얼굴이나 손발 또는 온 몸에 붉은 점이 나타나는 수도 있으며 가려운 증세도 있는데 이 때는 Body Oil이나 맨소래담을 바르면 됩니다.

(4) 오래도록 약을 복용한 분은 적은 양으로부터 시작하면 좋습니다.

(5) 머리 외상, 뇌의 혈관 장애 등이 있는 사람은 2~3일 정도 두통이 있으며 심한 통증이 있을 수 있으나 염려하지 말고 계속 마시면 됩니다.

(6) 눈의 이상이 나타나 시야가 흐리거나 눈가가 가렵게 되는데 이것도 2~3일 지나면 정상이 되고 콘택렌즈는 하지 않는 것이 좋습니다.

(7) 폐결핵이 있거나 과거에 있던 사람과 기관지가 나쁜 사람, 폐암 증상을 가지고 있는 사람은 무로 만든 기침약(뒤에 있음)을 2~3일간 마신 후에 청백삼탕을 마셔야 합니다(탕을 마시게 되면 폐질환으로 인하여 기침이 나오기 때문에 꼭 무 기침약을 미리 마셔야 합니다).

(8) 부인병이 있는 분은 탕을 마시게 되면 허리가 묵직한 감이 얼마동안 있으며 대하증이 겸할 수도 있습니다.

(9) 중병의 신장병이나 통증이 수반하는 병엔 듣지 않습니다.
(10) 탕을 마시는 동안 쇠고기를 비롯한 모든 기름기 섞인 음식과 드링크제, 화학음료, 우유, 치즈, 요구르트, 양약, 영양제, 향신료, 백설탕을 피하는 것이 좋습니다.
(11) 하루 30분씩 2번 정도 걷기 운동을 하면 체내에서 칼슘 등 30가지 우리 몸에 필요 요소가 생성되므로 꼭 운동을 해야 효과가 나타납니다.
(12) 칼슘(영양제)이나 콜레스테롤이 있는 것과 우유제품은 먹지 말아야 합니다.
(13) 위와 관계없는 것으로 모든 내과 수술 후에 건강할 때까지 생선회나 날것은 절대 먹지 말아야 합니다. 아주 위험한 일입니다.
(14) 시간에 맞추어 적량을 마시되 한 번에 많은 양을 마시지 마십시오(여러 번 나누어 마시는 것은 상관없음).
(15) 당뇨병환자는 처음에는 인슐린과 함께 하되 차차 인슐린은 끊어야 되며, 아무리 심한 당뇨병이라도 1년만 마시면 완쾌됩니다.

간장백초환 만드는 법
* 모든 암에 유효하며 간장병에는 더욱 좋음.

- 기본재료 - (약 3개월분)

삼백초 뿌리채	300g	모두 건조한 것, 쓸개는 생것도 상관없음
민들레잎	300g	
민들레 뿌리	300g	
신선초	200g	
돼지 쓸개	100g	

- 만드는 법 -

한약 분해기에 분말로 가루를 만들어 환을 만듭니다. 이 때 꿀을 쓰지 말고 찹쌀풀로 해야 합니다. 이것은 약재를 구입하여 한약방에 갖다 주면 만들어 줍니다. 중국산은 건조하여 장기간 보관하기 위해 농약과 방부제를 뿌리기 때문에 절대 사용하지 말고 싱싱한 한국산을 써야 됩니다.

- 먹는 법 -

* 하루 세 번씩 식전이나 식후 관계없이 한 번에 30알씩 씹어먹지 말고 입에 넣고 물로 삼켜야 됩니다.

* 청백삼탕과 현미차를 마실 때는 저녁 식전이나 식후에 하루 한 번 30알 복용합니다. 모든 간병에 좋으나 위장장애로 소화가 안되는 환자는 사용하지 말아야 됩니다.

* 많은 분들에게서 웅담에 버금가는 효과가 있다고 말할 정도로 피를 맑게 하고 간을 보호하는 좋은 약입니다. 100만원짜

리 약보다 더 효력이 나타납니다. 위의 4가지 약초가 합성되어 놀라운 간장치료제가 됩니다.

(많은 분들이 간장 백초환의 믿을 만한 정제를 구하기 위해 전화를 하기 때문에 수정판을 내면서 서울의 한 약재도매상에 의뢰하여 신선한 재료로 만들어 공급하는 곳을 Antigae-9에 부탁했습니다. 전화는 부산 (051)809-5830)

* 여행 중 청백삼탕과 현미차를 마실 수 없는 경우 1일 3회 복용합니다.

* 청백삼탕이나 현미차를 마신 후에는 20분 이상이 지난 후 복용해야 합니다.

무 기침약 만드는 법

- 재료 : 벌꿀, 무 -

무를 껍질채로 깍두기의 1/4정도(콩알 크기) 썰어서 꿀에 문힐 만큼 꿀병에 넣고, 2시간 지나면 무 물과 꿀이 혼합된 약이 됩니다. 이것을 큰 스푼으로 2스푼 정도 따뜻한 물에 타서 하루 5회 정도 마시면 2~3일 안에 기침이 멈추게 됩니다. 약효는 신기할 정도입니다.

청백삼탕과 현미차를 마시면 이런 변화가 올 수 있습니다.

* 시력이 좋아져서 안경을 벗어 버리는 사람도 있습니다.

* 6개월 복용한 사람은 5년은 젊어집니다.
* 50세가 넘어 생리가 끊어진 사람이 다시 생리를 시작합니다.
* 흰머리가 검어지는 사람도 간혹 있습니다.
* 살결이 고와지고 윤기가 납니다.
* 간혹 대머리에 머리가 다시 나오는 수도 있습니다.
* 손톱이 잘 자랍니다.

위의 것들은 청백삼탕의 효력이 얼마나 좋은가 하는 것을 보여주는 예입니다.

피를 깨끗하게 해주면 모든 병은 치료 될 수 있기 때문에 청백삼탕과 현미차를 마시게 되면 우리 체내의 건강한 세포가 활성화되고 반대로 병에 걸린 세포는 약해지는데 이것은 피 속에 들어가 콜라겐의 작용을 활성화시켜 암 세포를 공격하도록 하기 때문입니다.

암은 다른 곳으로 전이되는 것이 무서운 것입니다. 그런데 이 전이를 막는 것은 청백삼탕이 좋으며 의사가 수술을 할 수 없다고 결정했을 때는 이 방법을 철저히 이행하십시오 이미 당신은 죽을 날이 정해졌으니까요

작은 암은 3개월이면 사멸되고 모든 염증도 완쾌됩니다. 1달에 1번 정도 혈액검사를 받아 RHP수치가 얼마나 떨어졌는가를 확인하며 3~4개월 후 CT검사도 이전것과 비교하면 놀

라운 사실을 알게 될 것입니다. 그래야만 환자 자신도 확신이 서게 됩니다. 만에 하나 이 방법이 환자의 체질에 안맞을 수도 있으니까요.

암에 좋다는 약들

중병에 걸리면 환자는 살아야 되겠다는 욕구, 가족은 살려야 되겠다는 열심으로 어떤 방법으로 병을 고칠까 동분서주하게 됩니다. 여기에 파고드는 것이 치료약이라는 것입니다. 어떤 것은 엄청난 값에도 불구하고 살려보겠다는 의지로 약을 구하여 환자에게 제공합니다. 더구나 암병은 불치의 병, 사망선고서의 병이라 하여 더욱 그렇습니다.

나도 암을 고쳐 보려고 한국에서 발행되는 암을 치료한다는 기적의 암치료, 몇 단계 암치료, 음식 암치료, 식이요법 암치료, 암 요법 등 유사한 책을 10여권 구입해서 읽어보고 통탄을 금치 못했습니다. 암 환자를 위해 돈을 벌어보자는 수작이었습니다. 말도 안되는 것들도 몇 권씩 연재를 만들어 파는 책들도 있었습니다.

내가 만약 그 어느 책 중 한 가지를 믿고 그대로 했다면 지금쯤 땅 속에서 썩어 있을 것이라 생각하니 끔찍하기만 합니다. 간 전문의가 쓴 두 권의 책은 나에게 현대의학에 대한 도움을 주었을 뿐입니다. 내가 간암으로 시한부 삶을 산다는 소문이 퍼지자 세계 여러 곳에 사는 필그림 멤버들이 전화로, 어떤 분은 현품을 구입하여 보내는 열심을 보였습니다.

남미, 아르헨티나, 하와이, 스위스, 오스트레일리아, 유럽, 중국, 어느 적도 등지에서 암에 좋다는 약들을 보내 왔습니다. 머리가 아플 정도로 많았습니다. 기억나는 대로 적어 보겠습니다.

한국에는 암 환자를 등쳐먹는 사기꾼이 너무 많은 것에 놀랐으며 고가의 약은 무조건 사기입니다.

아가리버섯, 6섯가지 버섯출수, 지렁이 엑기스, 황박사식품, 심지어 음료수인 NONI 주스, 굼벵이, 아기의 태, 쑥의 일종, 미나리, 오동축, 신선초, 남미에서 보내 온 나무 뿌리, 나무 껍질, 컴프리, 선인장 종류 4가지, 간유구, 물개 기름, 모시조개, 어떤 과일 식초, 포도씨의 추출물, 양파의 추출물, 버섯 종류 6가지, 삼백초, 겨우살이 해조류 4종, 은행, 파뿌리, 대추씨, 쥐손이풀, 질경이 씨, 백복령, 다시마, 영지, 두릅나무, 다래나무, 백편두, 전자치료, 침뜸, 인삼, 커피관장, 토종꿀가루, 피어선 나무껍질, 외국에서 보내 온 몇 가지 약초와 동물의 일부……. 지금은 더 이상 생각나지 않습니다.

위에서 나열된 것 중 절반 이상은 사실 암의 치료에 해로운 것들입니다. 전자 치료나 침, 뜸 따위는 암과 아무관계가 없으며, 커피관장은 코카인 때문에 해롭다고 하는 의사들이 많습니다. 또 위의 동식물에서 항암물질이 채취되었다 해서 모두 우리 몸 속에서 항암작용을 하는가 하는 것이 의문입니다.

이 세상에 항암물질이라고 하는 것이 함유된 식물은 수없이 많습니다. 우리가 먹는 음식에도 항암물질이 들어 있습니다. 그러나 그것들이 우리 몸 속에 들어가 과연 얼마만큼 화학반응을 일으켜 항암작용을 하는가를 알아야 합니다. 실험할 때는 항암물질이 있었으나 동물실험에서 아무 효험이 없거나 부작용을 나타내기도 합니다.

또 어떤 것들은 항암물질이 함유되어 있는데 반대로 발암물질도 함께 있습니다. 아무리 실험실에서 항암물질이 많았다 할지라도 우리 몸에 들어갔을 때 어떻게 변화되는가 하는 것이 문제입니다.

그러므로 항암작용을 한다는 것들을 많이 먹어도 차도가 없는 것입니다. 지금 이상한 것들을 치료제로 사용하신다면 꼭 정기검사를 매달 실시 하십시오.

무에는 항암작용을 촉진시키는 물질이 발견되었고, 미약하나마 우리 몸에 들어가 30여종의 합성작용으로 항암원을 생성해주고 생명의 근원인 피를 깨끗하게 해주는 작용을 하여 암의 생성을 억제하고 제압하는 활동을 한다고 밝혀져 있습니다.

무엇보다 희망적인 것은 암치료을 위해서는 재정적 경비가 엄청났으며 치료 과정에서도 환자의 고통이 극심하였으나, 이 책에서 소개하고자 하는 무의 항암성 성분을 잘 활용하면 재료는 얼마든지 쉽게 구하여 시작할 수 있기 때문에 누구든지 성의만 있으면 암과의 투쟁은 승리할 수 있을 것으로 믿습니다.

여기서 암 환자들이 알아야 될 중요한 것은 현대의학으로 오랫동안 연구해 온 암 바이러스를 죽이는 방법은(방사선 조사, 코발트 600) 실패했다는 사실입니다.

방사선으로 암 바이러스 1,000을 죽일 때 건강한 세포는 6,000이상 손상됩니다. 때문에 의사들은 과연 이 방법을 써야 하는가를 의심하기 시작했습니다.

나는 여기에서 단언합니다.

암을 연구하는 학자들에게 자신 있게 말하고 싶습니다. 암 세포를 죽이려 하지 말고 건강한 세포를 만들어 내는 약품을 개발하십시오. 즉 암 바이러스를 방어하는 물질을 찾아내어 암 세포의 활동을 중지시키는 방법이 암을 정복하는 최선의 방법이 될 것이며 멀지 않은 장래에 개발되리라 믿고 있습니다.

- 현재 사용중인 항암제들 -

교포사회에는 한국에서 들어온 남미산 아카리쿠스버섯 등 판매원들이 암치료제라고 속여 파는가 하면 미국에서 생산되는 선인장 주스인 NoNi주스를 같은 방법으로 팔고 있어 미국

NoNi 본사에 전화로 확인하니 암치료제는 아니고 건강음료라고 답변했습니다. 그외 여러 가지가 있으나 시간만 낭비하고 치료된 사람을 만나보지 못했습니다.

한국, 중국, 유럽 미국의 각주에서 수없이 걸려오는 암 환자들의 애절한 사연을 외면할 수 없어 암이 고쳐졌다면 어디든지 달려갔습니다.

최근에는 Antigen-9을 복용하는 사람도 있는데 약효에 대해서 체크 중에 있습니다.

현재 미국에서 사용중인 항암제

AMPHOTERICAN B	DACARBAZINE
ANTIBIOTIC: AZTREONAM	DEXAMETHASONE
CEFTAZIDIME	DIPHENHYDRAMINE
CEFTRIAXONE	DOCETAXEL
GENTAMICIN	DOXIL
	DOXORUBICIN
BLEOMYCIN	ERYTHROPHIETIN
	ETOPOSIDE
CARBOPLATIN	
CARMUSTINE	FLUCONAZOLE
CIPROFLOXACIN	FLUDARABINE
CISPLATIN	FLUOROURACIL
CYCLOPHOSPHAMIDE	

GEMCITABINE
GUIDELINES

IFOSFAMIDE
INTERFERON
INTERLEUKIN-2
IRINOTECAN
LEUCOVORIN CALCIUM
LEUCOVORIN CALCIUM FO-
LINC ACID
LEUPROLIDE
LORAZEPAM
METHOTREXATE
METOCLOPRAMIDE
MITOMYCIN
MITOXANTRONE

ONDANSETRON

PACLITAXEL
PAMIDRONATE
PREDNISONE
PROCHLORPERAZINE

RITUXIMAB

TOPOTECAN

VINEBLASTINE

VINORELBINE

- 위의 항암제에서 대체로 나타나는 부작용들 -

젬시타빈(GEMCITABINE〈GEMZAR〉)

이른 증상
* 심한 매쓰꺼움, 구토
* 발열, 유행성 감기 증후 증상, 연한 발진

늦은 증상

* 치료 후 보통 7~10일 동안 탈모현상, 치료를 중단하면 다시 회복
* 치료 후 보통 7~14일 동안 혈구 수치가 줄어듬, 담당 의사가 정상 수치로 올리기 위해 기록, 감독함.
* 위에 언급한 부작용은 자주 일어나며, 다른 부작용이 일어날 수도 있음; 약에 대한 어떤 문제가 있을 시 담당의사에게 보고함.

도소루비신(DOXORUBICIN〈Adriamycin〉)

이른 부작용

* 심한 매스꺼움, 구토; 식욕감퇴, 입안 종양등
* 혈관 밖으로 새어나온 약물로 통증, 피부손실. 만약 주사한 곳에 통증, 붉은 색으로 변화될 때 의사에게 즉시 연락한다.
* 치료를 받은 날 101(F) 정도 이하 낮은 발열이 일어남.
* 약물 치료 후 24시간동안 소변 색깔이 분홍, 오렌지, 붉은 색으로 변함.

늦은 증상

* 치료 후 7~10일 안에 혈구(백,적 혈구)수가 줄어든다.

* 치료 후 1~4일 안에 입안 종양. 구강치료 중요, 담당 간호사가 구강치료 식이요법을 추천.
* 치료 후 2~3일 후에 일시적인 탈모현상이 일어나며 치료를 중단하면 다시 머리가 자라남.
* 약물이 많이 축적이되면 심장 근육과 생산기능이 저하, 심장레이트나 리듬이 변화됨.
* 손톱이 흰 줄 무늬를 포함하여 변화되고, 간혹 빠지는 경우도 있음.
* 광전 감도; 장시간 햇볕에 피부 노출 방지, 선크림 로숀으로 피부보호.
* 위에 언급한 부작용은 자주 일어나는데, (혹 다른)부작용이 일어날 시 담당 의사에게 즉시 연락.

로라제판(LORAZEPAM), 안티반(ATIVAN)

용도:
* 화학요법을 하기 이전, 하는 동안, 한 후, 나타나는 구토, 메스꺼움, 줄여줌.
* 불안, 흥분, 긴장을 줄여줌
* 수면을 잘 취하도록 도와 줌.

복용방법:
* 입
* 정맥 주사
* 혀 밑으로

나타나는 부작용
* 졸음이 온다
* 입이 마른다
* 잠깐동안 기억 상실증이 온다(안티반<Antivan> 사용할 때만).

주의사항
* 안티반(Antivan)을 복용 후 졸음이 느껴질 때 기계를 작동하거나 차를 운전하지 말 것.
* 이 약은 감기나 엘러지, 수면제, 진통제, 근육 경련 치료제, 음주, 등으로 인해 졸음이 더 심해질 수 있음으로 함께 복용해야할 시 조심해서 사용해야 하며 의사와 상의한 후 복용한다.
* 위에 언급한 부작용은 자주 일어나는데, (혹 다른)부작용이 일어날 시 담당의사에게 즉시 연락한다.
* 약에 대한 문의사항이 있을시 전화 310-855-8030(미국) 연락 바람.

현재 많은 의학자들은 암을 치료할 수 있는 항암제를 연구 개발하고 있으며, 많은 종류의 항암제가 사용되고 있고, 암의 성장을 억제하는 효과를 보고 있습니다. 한국 동아약품에서 개발한 Hilican 주사제로 현재 임상실험중인데 간암의 경우 4 ㎝이하는 1회 투여로 80%이상 효과를 보고 있다고 하며 계속 연세, 성모병원 등지에서 임상중이라고 합니다.

한국에서 전화로 문의해 오는 분들의 호소 중에는 생명을 다루는 문제인데 의사에게 문의해도 5분 정도의 간단한 대답으로 환자 자신들이 어떤 처지에 있으며 치료과정에 일어나는 일들을 알지 못하는 처지에서 치료에 임한다는 것입니다.

얼마 전 헐리우드에 있는 고급병원인 씨더스 싸이나이에서 건강체크를 하게 되었는데 두 분의 의사가 약 반 시간을 할애하여 나의 건강에 대한 설명과 앞으로의 치료 방법 등에 대해 설명한 적이 있습니다.

미국 의사들이 환자를 위하여 최선을 다하는 모습은 참으로 한국에서는 상상하기 어려울 것입니다. 한국에서는 환자들이 항암제를 맞으면서 어떤 부작용이 있으며 항암제를 맞음으로 해서 어떻게 치료되는지 알지 못하고 무조건 해야 한다는 것입니다.

그러므로 많은 암 환자들은 항암제에 대한 공포증에 걸려 있는 것이 사실입니다. 현재 미국에서 사용되고 있는 항암제를 조사하여(영문으로 된 것) 기록한 것처럼 많은 종류의 항암제가 사용되고 있습니다.

　1) 여기에는 대게 암을 죽이는 것이 아니고 암의 성장을 억제하는 것과 2) 암 바이러스를 공격하여 약화시키는 항체와 3) 암바이러스와 건강한 세포를 함께 죽이는 종류로 나누어져 있습니다. 그런데 이 모든 항암제들은 부작용이 따른다는 사실입니다.

　그러므로 현재는 주로 1), 2)의 것을 사용하며 부작용을 억제하는 약들이 개발되어 함께 주사하기 때문에 활동에는 별로 지장이 없으며 옛날처럼 항암제 공포를 느낄 필요는 없습니다.

　나는 한국의 실정을 잘 모르나 의술은 좋은 것으로 압니다. 항암치료 후에 감수해야 할 것은 어지러움, 현기증, 메스꺼움, 팔다리 힘이 빠짐, 신경마비, 손이나 발끝이 시리고 무감각상태, 불면증, 귀에서 소리나기, 골이 아픈 증세, 구토, 때로는 떨리는 현상, 소화불량, 위산과다, 가슴 답답함, 불안감, 식욕이 떨어지고 몸살 같은 현상 등이 일어나며 1주일 후부터 머리가 모두 빠지는 현상도 일어납니다.

　항암제라고 해서 모두 머리가 빠지거나 위의 현상들이 나타나는 것이 아니고 체질에 따라서도 다를 수가 있습니다. 대개 1~2주면 회복이 되며 가볍게 넘기는 분들도 있습니다.

　보통 항암치료는 3~6회 정도 연속하게 되며, 그때마다 환자의 건강 상황에 맞추어 조절하기 때문에 좋은 의사의 만남

이 중요합니다. 꼭 알아야 될 것은 이때 식욕이 떨어지면 환자는 식욕을 돋우는 약을 먹으며 풍부한 식사를 하는 것이 상책입니다.

　항암치료중에는 환자가 잘 먹는 음식을 맛있게 조리하며 건강을 유지할 수 있도록 신경을 써야 되며 이때는 고기도 충분이 섭취하는 것이 좋습니다. 이때만은 음식을 가리지 말고 무엇이나 쇠고기, 단 것 등도 환자의 입맛에 맞추어 잘 먹는 것이 항암제로 약해진 몸을 보강하는 것입니다.

　최근에 개발된 항암제 중에는 간암 등을 치료할 수 있는 것들이 개발되어 많은 성과를 보고있으나 생약으로 보관기일이 짧아 바로 주문생산하여 사용하는 번거로움이 있으며 운송하는 시간관계로 한국 등으로 수송하여 사용할 수 없는 것이 난제입니다. 그러나 한국제약회사에서도 제조가 가능할 것입니다.

나는 이렇게 암을 고쳤습니다

하나님의 은혜로 !

나는 1년에 한 번씩 종합진찰이라는 것을 받아 보았습니다. 누구나 똑같겠으나 미국 생활이 바쁘다 보니 매년 종합진찰을 받는다는 것도 웬만한 성의가 없이는 어려운 것이지만 나이가 먹고 약간 이상이 있는 듯하여 종합진찰을 받아 온 것이었습니다.

그런데 오랜만에 한국에 사는 동생의 처인 제수씨에게서 전화가 왔습니다. 남편이 옆구리가 결리고 식사량이 줄어들어 제일 큰 병원에 가서 진찰을 받아 보니 간암인데 이미 때가 늦어 손을 쓸 수 없다는 청천벽력 같은 진단을 받았다는 것입니다. 그래서 온 집안이 초상집처럼 되었다는 이야기였습니다.

그날 밤 비행기로 한국에 가서 동생을 만나 보니 옆구리와 배가 조금 아프기만 하다며 일본에서 나온 암 버섯과 웅담을 구해서 다려 먹으면 낫는다고 하며 이미 먹는 중이라고 하면서 산에다 지은 별당 같은 공사장을 안내했습니다. 몸은 좀 수척했지만 죽을 것 같지는 않고 또 죽는다 해도 한두 해는 살 것 같아 그 다음 날 온 가족을 위로해 주며 미국에 가서 암에 좋다는 약이 있으면 구하여 보내겠다고 하고 다시 미국으로 돌아왔습니다.

그리고 2년 전 간암으로 49살에 죽은 여동생(연세대 병원에서) 생각을 하며 서글픈 마음으로 지내면서 암에 좋다는 약을 구해 인편으로 보내고 회복의 소식을 기다렸습니다.

그런데 내가 한국에 다녀온 지 2주 만에 병세가 악화되어 병원에 입원했다는 전화가 왔습니다. 나는 다시 한국에 나가 병원에 찾아갔습니다. 그때 이미 복수는 팽만하여 공같이 부어 있고 사람을 알아보지 못하며 고통의 신음을 하고 있는 것이었습니다.

참으로 암 중에도 간암은 무서운 병입니다. 그 동안 아프기라도 했다면 병원에라도 찾아가지 않았겠습니까? 멀쩡하던 동생이 암을 발견한 지 27일 만에 49세의 나이로 세상을 떠나고 말았습니다.

형으로서 나의 슬픔은 말이 아니었습니다. 어려서 고아로 자란 4남매가 천신만고 고생 끝에 그 험한 전쟁통에서도 살아나 온갖 천대와 말로다 할 수 없는 고난의 날들을 보내며 맨주먹으로 자수성가한 동생들······. 어려서는 부모 없고, 돈 없어

뿔뿔이 흩어져 어디에 사는지 서로 알지도 못하면서 남의 식모로, 머슴살이로 살아오던 우리들이었습니다. 그리고 우리가 다시 만났을 땐 이젠 죽어도 떨어지지 말자고 다짐을 했었습니다.

그러나 세상은 우리 남매들을 호락호락 한동네에 살도록 하지 않았습니다. 막내는 부산에, 하나밖에 없던 여동생은 서울에, 그리고 이제 죽은 동생은 인천에, 또 나는 공부를 해서 성공하고 돌아오겠다고 20년 전 어렵게 미국으로 건너왔지만 미국생활도 그리 쉬운 것만은 아니었습니다.

주위에서는 그래도 알부자 소리를 들으며 예수 잘 믿어 칭찬받는 권사가 된 여동생이 이제 살만해지니까 간암이 걸려 한참 살 나이인 49살에 세상을 떴습니다. 그리고 그렇게 억척같이 고생하던 동생이 자수성가해 동업으로 우성건설이란 회사와 동업으로 아파트를 짓는다고 우쭐하더니 회사는 부도로 망하고 49살을 살고 간암으로 세상을 떠나다니 참으로 하나님도 무심하셨습니다.

참으로 이 세상은 고난과 고생뿐이요, 헛되고 헛되다고 하는 성경말씀(전도서 1장 2절)이 틀림없다 생각하니 오히려 앞서 간 것도 위로가 되는 듯했습니다.

아내가 겁이 났는지 "당신도 다시 진찰을 받아 보라"고 몇 번이나 권면했지만 나는 "여보, 작년에도 종합검사를 받았는데 아무일 없었잖아, 뭐 1년도 못되었는데 무슨 일이 있을라구" 하면서 차일피일 미루던 중 이상하게 식욕은 떨어진 것이 아닌데 음식은 절반만 먹어도 배가 부르고 가끔 옆구리가 결리는 듯하여 아내의 권고대로 병원을 찾았습니다.

종합 진찰을 의뢰하며 동생의 죽음을 의사에게 이야기했더니 의사는 암 검사를 별도로 해야 된다는 것이었습니다. 아연실색하지 않을 수 없었습니다. 왜냐하면 아직까지 내가 매년 받아 온 일반 종합검사(기초검사)는 대, 소변검사, 혈당검사, 심장, 결핵 등 기초적이며 암 검사는 별도라는 것을 알았습니다.

그날은 혈액검사만 하기로 하고 혈액을 채취하고 3일 만에 결과를 보고 다시 검사하기로 하여 3일 만에 병원에 갔습니다.

그런데 지금 당신은 위험한 단계라는 것이며 다른 것은 다 좋은데 Alpha-Feto가 13,359+(단백질의 일종)인데 아무런 증상없이 이렇게 치수가 높은 사람은 처음 보았다며 보통 120이 넘으면 암으로 의심해야 된다는 것이며 초음파 검사도 해보았지만 2개의 물집만 잡히고 나타나지 않는다는 것이었습니다. 큰 종합병원으로 찾아가 다시 한 번 검진을 받는 것이 좋을 것 같지만 이미 너무 늦은 것 같다는 것이었습니다.

혹시 오진일 수도 있지 않을까 하는 생각으로 2군데 다른 병원에서 진찰을 더 해보았습니다. 그러나 결과는 모두 놀라는 것뿐이었습니다. 1만 3천이 넘는 사람은 처음이며 2천인 사람도 살지 못했다는 것이었습니다.

수술해 보아도 돈만 없애고 오히려 고생만 한다며 여행도 다니고 즐겁게 살다가 가는 것이 오히려 현명하다는 충고까지 하는 것이었습니다. 차를 운전하고 집에까지 오는(약 10분 거리)동안 내 마음은 안정되기 시작했습니다.

젊었을 때 깡패 두목이었던 내가 30살 때 예수를 믿기 시작하였고, 34살에 장암에 걸려 죽을 것을 주님께서 깨끗하게 고쳐 주셔서 26년을 더 살게 하시고 천국으로 갈 수 있게 하신 하나님을 생각하니 감사하기 끝이 없었습니다.

그 동안 일구어 놓은 모든 일들이 미완성뿐이지만 사람이 어찌 완전할 수 있으랴 싶었습니다. 이 세상에서 누구도 완성품을 만들고 떠난 사람은 없다고 생각하니 큰 위로가 되었습니다. 한 많고 고생뿐인 세상을 떠나 영원한 곳으로 갈 것을 생각하니 오히려 기쁘기까지 했습니다. 신앙의 힘이란 참으로 위대한 것이었습니다.

집에 돌아오니 아내가 검사 결과는 어떻게 되었느냐고 물으며 궁금해 하였습니다. 나는 아주 태연하게 간이 좀 나쁜 것 같지만 잘 먹으면 괜찮을 것이라고 말해 주면서 안심을 시켰지만 그 다음날부터 나의 태도에 아내가 이상하게 생각했습니다.

왜냐하면 나는 사형선고를 받았으니 아들에게도 앞으로 어떻게 해야 된다느니, 어느 거래처에는 얼마를 주어야 하고, 어디서는 얼마를 받아야 된다느니, 어느 서류는 어디에 있고 혹시 내가 이 다음에 죽더라고 엄마는 너희 때문에 고생 많이 했으니 효도를 하라는 말까지 했습니다.

물론 아내를 대하는 것도(측은해 보여서) 부드럽게 대하고 "당신 나에게 시집와서 너무 고생이 많았소" 또 어떤 때는 "당신 그렇게 원하던 보석반지도 못 사주고 미안하구려……. 이젠 앞으로 당신에게 잘 할거요" 라는 말도 했습니다.

장례준비도 미리 해놓고 싶었습니다. 장의사에 관 값을 알아보니 1,500불에서 8,000불까지 다양해서 관 도매상에 알아보니 700불짜리 관이 제일 싸서 예약을 해 놓았습니다. 묘지문서와 관 영수증과 장례절차를 세세히 적어 봉투에 넣어 두고 (아직 아들이 미혼이기에) 장례식은 돈을 쓰지 말고 간단하게 매장하라고 당부한 뒤 "00년 00월 00일 사랑하는 저의 아버님 달재 박승근 목사님께서 하나님의 부르심을 받고 소천하시어 아버님의 시신의 장례 예식을…… 한 뒤 아버님의 유지를 따라 화환과 조의금은 접수치 않사오니 오셔서 고별의 정을 나누어 주시기 바랍니다" 라는 요지의 신문에 게재할 부고의 원고까지 만들어 아들에게 주고 떠나려고 봉함을 해 두었습니다.

그리고 천국 갈 날만 손꼽아 기다렸습니다. 그러던 어느 날 아내가 방에 들어오더니 대성통곡을 하며 울어대는 것이었습니다. 그 동안 아들과 아내는 내가 너무 기뻐하고 가족에게 자꾸만 미안해하며 조그만 일까지 자세히 설명해 주는 등 태도가 이상하여 나 모르게 병원에 가서 진찰 결과를 알아 보았던 것이었습니다.

의사는 왜 그 지경이 되도록 내버려두었냐고 하면서 이제는 가망이 없다고 말했다는 것입니다. 아내는 "왜 당신은 나를 속였느냐"고 몸부림을 치며 울고불고 하는데 참으로 처량해 보였습니다.

10년이나 아래인 젊은 아내, 영어 한 마디 못하여 남편만 의지하고 미국 만리에서 고생하며 살아온 아내에게 기둥 같은 남편이 죽는다는건 하늘이 무너지는 것 같았을 것입니다.

일주일 동안을 잠도 자지 않고 먹지도 않으며 "하나님 내 남편을 살려주세요" 울부짖으며 천진난만한 어린애처럼 울어 대는 아내 때문에 얼마나 괴로웠는지 말로다 형용할 길이 없었습니다.

"여보, 당신 장암도 고쳐주신 주님께서 이번에도 고쳐주실 테니 기도해 보세요." 아내는 떼를 쓰며 매달렸습니다.

"하나님이 내 기도를 들어 주셔서 26년 전에 갈 것을 아직까지 살려주신 것도 감사한데 체면이 있지 어떻게 똑같은 기도를 하겠소 여보! 우리 하나님의 뜻을 따릅시다. 우리는 먼저 가고 나중가는 차이 뿐이지 크게 생각하면 별 것 아니잖소 당신 너무 단조롭게 생각하지 말고 담대하게 마음을 먹어요. 우리는 과거에 10년을 당신은 한국에서 나는 미국에서 떨어져 살지 않았소. 또 10년 후면 천국에서 다시 만날텐데 그 동안 예수님 잘 믿어요." 나는 최선을 다해서 아내를 위로하며 달랬습니다.

그러나 아내는 변함이 없었고 백방으로 암에 좋다는 것은 모두 구해다 먹으라고 했습니다. 그때부터 나는 암에 관계되는 서적을 10여권 사다가 보기 시작했습니다.

9일 후에 처음 진찰한 병원의 의사에게서 전화가 왔습니다. 간암 수술은 U. S. C. 병원이 세계에서 알아주는 병원인데 그 병원에 레이놀드라고 하는 간암 전문의가 있는데(지금은 은퇴하였음) 당신이 살아 있는 사람으로서 그리고 아무런 통증이 없는 상태에서 너무나 단위 수치가 높아(무증세 환자로는) 문의를 했다는 것이었습니다. 레이놀드 박사는 그 정도 수치면 걸어다닐 수가 없는데 이상하다고 하며 한 번 만나보자는 것이었습니다. 그래서 세계적인 간암 권위자인 백발의 레이놀드 박사를 만나게 되었습니다.

그는 나를 발가벗겨 눕혀 놓고 1시간 가량 검진을 하는데 머리부터 조사하기 시작했습니다. 많은 물음에 답을 하였습니다.

레 : 머리 속에 상처는 무슨 상처요?
박 : 어려서 싸울 때 생긴 상처입니다.
레 : 이마가 아프지요?
박 : 이마 중앙이 가끔 아픕니다. 그리고 오른쪽도 그렇습니다.

레: 눈이 붉은데 오늘 무엇을 먹었죠?

박: 우유에 시리얼을 타서 먹었습니다.

레: 목 밑에 큰 흉터가 있는데 과거에 화상을 입은 적이 있나요?

박: 8살 때 온 몸에 3도 화상을 입고 1년반 고생을 하고 살았습니다.

레: 팔에 난 상처들도 그것이죠? 그리고 이 손톱에 결은 언제부터 생겼는지 기억하시오?

박: 한 일 년 전부터 그러한 것 같았는데 작년부터는 아예 갈라지기도 했습니다.

레: 손을 떠는 증세도 있지요?

박: 네.

레: 술을 마시나요?

박: 아니오.

레: 옛날에는요?

박: 30살까지는 마셨는데 30살에 예수 믿고부터는 끊었습니다.

레: 혹시 마약한 경험이 있나요?

박: 없습니다.

레: 약을 많이 먹었나요?

박: 예.

레: 과거에 수술을 받은 적이 있나요? 기억나는 대로 전부

말해 보세요.

박 : 예, 34살 때 장수술, 36살 때 교통사고로 오른쪽 발목이 다쳐 수술했는데 지금은 속에 일부 뼈가 없고, 10년 전에 또 교통사고로 왼쪽 다리가 절단이 되고, 여덟 번 수술을 해서 붙였고, 양쪽 귀가 모두 못쓰게 되어 수술을 받았고, 또 있습니다. 한국 전쟁 때 포탄 파편에 맞아 오른쪽 허벅지에 큰 상처가 있지요.

레 : 대단하군요. 참 끈질깁니다. 간염을 앓아본 기억이 있습니까?

박 : 모르겠습니다.

레 : 그럼 다른 병을 앓아 본 것이 있으면 기억나는 대로 말해 보세요.

박 : 어려서 2번 말라리아, 열병(장질부사)(박사가 알아듣지 못하여 사진을 보고 Typhoid라고 했더니 혀를 찼다)을 앓았고, 폐병에 걸려 오른쪽 폐만 남았고, 장결핵으로 고생했으며……

레 : 간병이 걸린 적은 없나요?

박 : 간디스토마에 걸렸었지요.

레 : 어떻게 치료를 받았나요?

박 : 그 당시 한국에는 치료약이 없었고, 의사가 7년 안에 죽지 않으면 살 수 있으니 다시는 붕어회를 먹지 말라고 했지요.

레 : (또 고개를 이리저리 흔들며) 지금은 좋은 약이 나와 있습니다. 일본 사람이 개발했습니다.

나는 34살에 장이 아파 수술했지만 암이라고 그냥 봉합을 했는데 성령의 은사(믿지 않는 분은 양해하시기 바람)로 주님이 고쳐주셨으나 레이놀드 박사님이 불신자라고 하여 말하지 않았습니다.

박사는 나의 배를 다 눌러보고, 만져 보고, 또 엎어놓고 만져 보고, 다시 옆으로 누우라 하여 모든 검사를 했습니다. 그리고는 "이제 종합검사를 하겠지만 미스터 박은 간경화에 암이 1개 내지 2개가 있을 것 같소 이제 다시 접수실로 가서 검진을 위한 약속을 하십시오."하고 말했습니다.

나는 지금도 백발의 박사님에게 감사하며 감탄하는 바입니다. 나를 검사한 4명의 다른 의사들은 단 10분도 육체적 검진을 해보지 않았고 청진기를 대고, 갈비뼈 밑을 만져 보는 것이 전부였습니다.

의사들은 암 환자라면 별로 자세한 설명도 하지 않고 거지반 희망이 없는 사람 취급을 하는 것이 내가 아직까지 진료한 네 분이 비슷한 것 같았습니다. 그리고 결과를 보고 수술하고 항생제와 방사선 치료를 하는 것 외에 별수가 없다는 대답이었습니다.

웬지 잠들면 산속을 헤메는 꿈, 이미 세상을 떠나는 분을 만나는 꿈, 조그만 집에 사는 꿈, 별로 기분좋지 않은 꿈, 매일 죽을 꿈만 꾸는 것 같았습니다.

4일 후에 종합검진이 시작되었습니다. 다시 처음부터 혈액검사, CT검사, MRI 조영제 검사를 받은 결과 20~25%의 간경화에 간 뒤쪽(등쪽)에 3인치의 암이 1개 있으며 2×3인치 정도의 수종과 2.5인치 정도의 수종이 있다는 진단 결과를 받았습니다. 레이놀드 박사의 진맥이 신통함에 다시 한 번 놀라웠습니다. 간암은 다른 암보다 빨리 자라기 때문에 하루라도 서둘러서 수술을 해야 한다며 일주일 후 화요일에 수술을 한다며 3일 후 나의 수술에 대한 회의가 있으니 보호자 한 사람과 오라는 것이었습니다.

회의에 참석하니 박사께서 수술을 담당한 의사 4명을 소개하며 악수를 나누었는데(주치의 1, 수술의 1, 마취의 1, 냉동의 1) 모두가 한결 같이 최선을 다하겠다며 진심을 보이는 것 같았습니다. 3명의 보조의와 3명의 간호사가 참석하니 우리까지 모두 12명이 모였습니다.

박사는 오버 헤드에 나에 대한 검사 필름을 비추면서 먼저 나의 과거 병력을 이야기하고 현재 상태를 스크린을 보면서 설명하고, 3가지 수술방법 중 어느 것이 좋은가를 의논하기 전에 의사들은 나에게 몇 가지 질문을 하였습니다. 그리고 자기들끼리 의견을 나누는 시간이 있으니 밖에 나가 기다리라고 하였습니다.

나는 아들과 함께 회의장 밖에서 10분을 기다렸습니다. 후에 다시 들어오라고 하여 들어갔더니 주치의가 수술에 대한 제반설명과(상세히) 수술방법, 수술시간 등을 이야기 하고 간혹 마취에서 영원히 깨어나지 못하는 수도 있으며 수술도중 실수할 수도(죽을 수도) 있다고까지 이야기해 주었습니다. 그러나 그것은 천에 하나 그렇고 우리가 보기에는 미스터 박은 다른 장기에 이상이 없고 그 동안 수술 경력으로 보아 성공률은 98%로 예상한다고 하였습니다.

　그리고 수술 후의 치료 방법을 이야기해주고 방사선 치료와 항암치료에 대한 장단점을 상세히 설명하며 질문이 있으면 하라는 것이었습니다. 나는 몇 가지 질문을 한 다음 수술하고 안하고는 의사에게 달려 있다고 말했습니다. Yes or No라고 물은 다음 본인 사인을 하라고 해서 수술을 승낙하는 사인을 했습니다.

　나는 한국에서도 여러 병원에 다녀 보았지만 한 생명을 위해 이처럼 정성을 쏟는 미국이 다시 한 번 지상에 존재하는 천국이란 생각이 들었습니다. 수술 하루 전날 병원에 입원하기 위해 찾아가 환자복으로 갈아입고 있는데 의사 중 한 사람이 찾아와서 병원사정을 알리는 것이었습니다.

　내용은 대단히 미안하게 되었는데 마취 의사가 타주에 출장을 갔다가 그곳에 일이 연기되어 팀웍이 결원이 되어 수술을 할 수 없으니 연기가 불가피하다는 것이었습니다. 언제쯤 수술할 수 있느냐고 물어 보니 환자가 밀려 한 번 착오가 나면 4주를 기다려야 된다는 것이었습니다.

집에 돌아와 매일 하던 대로 의학서적과 암에 관한 책들을 밤새워 보면서(어떤 날은 한 권씩 봄) 암에 대한 상식을 얻었는데 내가 당한 일이 되어서인지 공부가 잘되고 이해하기가 쉬웠습니다.

각국에서 나의 멤버들이 암에 좋다는 것들을 보내 오고 아내가 구해 오니 암에 좋다는 약이 너무나 많았습니다. 일본에서 발간된 몇 권의 책에서 무의 치료법이 성공했다고 하여 우리나라 말로 번역된 책도 2권 있었고 주위에서도 무로 나았다는 이야기도 들었지만 어떻게 무를 먹고 날 수 있느냐고 대수롭지 않게 여겼습니다.

암은 무서운 것인데 그까짓 무를 먹고 나을 것 같으면 죽을 사람이 어디 있겠나 하는 생각이 들었습니다.

그런데 하루는 성경을 보는 중에 "천하에 범사에 기한이 있고 모든 목적이 이룰 때가 있나니 날 때가 있고 죽을 때가 있으며 심을 때가 있으며 심은 것을 뽑을 때가 있으며 죽일 때가 있고 치료시킬 때가 있으며 헐 때가 있고 세울 때가 있으며……"(구약성경 전도서 3장 1~3절)라는 말씀을 읽게 되었습니다.

그때 분명히 하나님께서는 암병이 있으면 우리를 위해 나을 수 있는 약도 예비해 두셨을 것이 분명하다는 확신이 서게 되었습니다.

 그날부터 방송에 나와 암이 나았다고 간증한 사람, 신문이나 잡지, 주간지 등에 투병기를 쓴 사람 등을 백방으로 찾아보았으나 안식교 모 박사가 한다는 스타트 모임에 갔다와 암을 고쳤다고 방송에서 간증한 두 분 중 한 분은 이미 고인이 되었고 한 분은 죽기 얼마 전에 만나 그 동안 채식만 하고 먹지 못해 죽는 것을 후회하는 것을 보고 실망할 수밖에 없었습니다.

 암이 걸렸다 건강하게 살아 있는 분들도 여섯 분 만나 보았습니다. 그런데 그들은 병원에서 검사한 확실한 데이터가 없었고 증상이 틀림없이 암이었다고 말하지만 신빙성이 없었습니다. 버섯 먹고 암을 고쳤다는 사람도 찾아갔으나 이미 세상을 떠난 후였습니다.

 수술을 하고 살아 있는 분, 간 이식을 하고 살아 있는 분을 만나 보았습니다. 그런데 의외로 간 수술 후 2~3년을 넘기지 못하고 갔다는 가족들의 말도 들었습니다.

 그러던 중 친구 목사님을 통해 청백삼탕을 먹고 건강하게 사는 장로님이 있으니 만나보라고 하여 아내와 함께 찾아갔습니다. 그 동안 많은 사람을 만났으나 그분처럼 암에 대하여 박식한 환자는 처음이었습니다.

 그분의 투병기를 간추려 보면, 별 증상이 없이 식사의 양이 줄었지만 나이탓으로 돌리고 있었는데 오른쪽 갈비뼈 밑이 약간 불룩해진 듯해 만져보니 좀 단단해 보이는 것이 잡히더라는 것입니다. 그러나 어떤 장기의 일종이겠거니 하고 방심했는데 점점 커지는 것 같았지만 통증이 없어 아무 의심도 안하고 지냈다고 합니다.

그는 그때까지만 해도 암에 걸리면 몹시 아프다고만 알고 있었기에 커지다 가라앉겠지 하고 대수롭지 않게 생각했다는 것이었습니다.

그런데 하루는 부인과 함께 산타모니카 바닷가에 나가 산책을 하는 중에 갑자기 어지럽더니 목과 코로 피가 나와 부랴부랴 앰뷸런스에 실려 병원으로 가보니 간암 말기 증상이라고 하더랍니다.

정맥이 터져 피가 나와 정맥경화를 시켜 치료를 한 후 가슴에서 암으로 카테터를 꽂아 피오돌 치료를 하는데 1주일에 한 번씩 피오돌을 주입하여 3주를 치료한 후 수술을 하자고 해서 카테터를 가슴에 꽂은 상태로 집에 돌아오곤 하였답니다.

다음주에 가니 의사가 나오지 않아 또 다음 주에 오라고하여 3주를 허탕쳐 불안하기도 하고 속이 상하기도 하던 차에 어느 암 환자가 청백삼탕을 먹고 나았다는 소리를 들었다는 것입니다. 그래서 아내가 청백삼탕과 현미차를 해주어 매일 같이 복용하며 수술날만 기다리던 중(U.S.C 병원은 한 번 연기되면 환자 순서가 밀려 있어 두 달 정도 늦어지는 것이 보통임) 같은 교회 나가는 장로님 한 분이 간암으로 판정받아 수술을 받은 후 항생치료와 방사선 치료를 받았는데 머리가 다 빠지고 몹시 수척하더니 두 달 만에 세상을 떠나는 일을 보게 되었답니다.

나도 그 장례식에 가서 보기 딱한 모습으로 변해서 돌아가신 걸 보았습니다. 그분은 건강도 나보다 좋았고 수술을 안했더라면 1년 이상은 살수도 있었는데 그런 모습을 보니 마음이 몹시 아팠습니다.

그런 장례식을 본 그 분은 아내를 설득하여 다음날 병원에 찾아가 수술하지 않겠다고 카테터를 빼달라고 하고 수술을 포기했다는 것입니다. 두 달 동안 가슴을 뚫고 호스를 달고 다니다 빼어 버리니 시원하기도 했으며 웬지 다시 살아난 기분이었고 결심을 하고 나니 죽음도 그렇게 두렵지 않았고 마음이 편했다는 겁니다. 그리고 성경말씀이 새삼스럽게 생각이 나며 참으로 그 말씀이 생명의 말씀으로 심령 속에 와 닿았다는 것입니다.

"사람의 심령은 그 병을 능히 이기려니와 심령이 상하면 그것을 누가 일으키겠느냐"(구약 잠언 18장 14절)

그는 청백삼탕과 현미차를 하루도 빠짐없이 끓여 1리터(두 가지 합하여) 이상 마시고 먹지 말라고 하는 음식물은 일체 먹지 않았답니다. 그러면서 3개월 정도 지나고 나니 오른쪽 갈비뼈 밑에 뭉쳐 있던 덩어리가 놀라울 정도로 작아지고 몸의 컨디션이 좋아져서 친구 아들 병원에 찾아가 검사해 보니 암이 없어졌으며 그 자리에 응고된 물체만 나타난다고 하더랍니다.

하늘을 나르는 기분으로 '이젠 살았구나, 하나님 감사합니다. 감사합니다'가 저절로 나오더랍니다.

그 분들은 조그만 마켓을 경영하고 있었는데 그 분은 계속 아무 일도 안하고 쉬면서 오직 청백삼탕 설명서에 있는 대로 (1년을 먹으면 다시는 암에 걸리지 않는다고 되어 있음) 1년 동안 하루도 거르지 않고(밥은 혹시 굶어도 청백삼탕은 꼭 복용함) 계속 복용하다가 작년에 끊었다는 것입니다.

끝으로 그 분은 자기는 처음에는 무가 암에 무슨 약이 되겠나 하고 완전히 무시했지만 아내가 정성껏 매일 끓여 주었기 때문에 그 정성으로 살아났다고 하면서 "목사님도 수술하지 말고 복용해 보십시오. 100% 낫습니다"라는 것이었습니다.

2시간 동안 장로님의 경험담과 설명을 들은 후 우리 부부도 자신을 갖고 그날부터 시행하기 시작하였습니다. 역시 U.S.C 병원에서 두 번 수술 날짜가 틀려지니 두 달이라는 세월이 흘렀는데 그 동안 나의 건강은 눈에 보일 정도로 좋아졌습니다. 다만 식욕은 변함이 없는데 음식은 절반도 안먹어도 배가 불러 먹을 수가 없는 것뿐이었습니다. 우리는 수술을 포기하고 계속 청백삼탕으로 치료하기로 결심하고 수술 날짜에 병원에 가지 않았습니다.

수술을 받으려면 하루 전에 가야 하는데 안가니까 U.S.C. 병원에서 전화가 왔습니다. 내일이 수술 날짜인데 왜 안오느냐는 것이었습니다. 나는 "두 번씩이나 연기했기 때문에 수술을 포기하겠다"고 하고 전화를 끊어 버렸습니다.

그후 다시 병원 담당 의사에게서 전화가 왔습니다. 빨리 수술을 받아야지 위험하다는 것이었습니다. 그 동안 우리가 약속을 지키지 못해 미안하다며 간암은 1달에 1~2cm 자라기 때문에 3개월이 가까워지니 지금 수술하지 않으면 죽는다는 것이었습니다.

사실 병원에서는 약속을 어겨 환자가 죽으면 보상을 해줘야 하기 때문에 담당 의사가 몸이 달은 것 같았습니다. 자기의 스케줄이 워낙 바빠 있었다고 하면서 지금 당장 수술을 하자는 것이었으며 수술을 받지 않으려면 한 번 만나 이야기하자는 것이었습니다.

그러나 나는 수술을 포기한 터라 두 번씩 연기된 수술이니 그만두겠다고 했습니다. 그런데 U.S.C. 병원에는 나와 아주 절친한 닥터 리라고 하는 여의사 한 분이 근무하고 있었는데 주치의가 한국인 의사(U.S.C. 병원에는 여러 인종의 수백 명의 간호사와 의사가 근무하고 있음)를 찾던 중에 그 닥터 리를 통해서 꼭 수술을 받도록 말해 달라고 하여 닥터 리에게서 또 전화가 왔습니다.

나는 친구 같은 사이이니 사실대로 청백삼탕 치료 이야기를 하고 수술받지 낳고 그 방법으로 치료하겠다고 말했습니다. 닥터 리도 자기도 그것으로 치료받은 분을 보았고 효과가 있다는 것까지 알고 있으니 미국 의사들에게 그 이야기를 하면 코웃음을 칠 것이라고 하면서 현재 내 증상이 어떠한가를 물었습니다.

나는 사실대로 다 좋은데 식사량이 너무 적어 칼로리 보충에 지장이 있을 것 같다는 말을 하였습니다. 닥터 리는 암은 이미 죽어있다 해도 응고된 상태는 없어지지 않고 있기 때문에 간이 부어 있는 만큼 위를 누르니 식사량이 적은 것이니 죽은 암이라도 떼어 버려야 될 것 같다며 이왕 돈 안내도 되는 수술이니 수술을 받으라는 것이었습니다.

닥터 리의 권유로 다시 입원하여 C.T검사를 다시 받아 보았습니다. 의사가 의아해 하는 것이었습니다. 암이 3개월 전의 크기와 똑같다는 것이었습니다.

그 동안 많이 커졌을 텐데 이상하다며 혹시 그 동안 다른 치료방법을 사용했느냐고 묻는 것이었습니다. 그러나 나는 그들에게 무 이야기를 하지 않았습니다. 웃을 것이 뻔하기 때문이었습니다.

나는 닥터 리의 말대로 암을 제거하기로 하고 수술을 받았습니다. 10일 만에 퇴원하고 두 달 동안 째고 꿰맨 부분의 통증이 심했습니다. 그러나 놀랍게도 식사량이 두 배로 늘었고 죽은 암덩어리를 떼어 낸 후 내 생전 처음 10파운드의 몸무게가 불어났습니다.

수술 후 두 달이 되니 정상적인 생활도 할 수 있었으나 수술 부위의 통증은 점점 약해질 뿐 없어지지 않았습니다. 밖에 꿰맨 부분은 다 낳았지만 복부 안쪽은 쉽게 상처가 아물지 못하기 때문에 오래 간다는 것이었습니다.

모든 수술이 고통이 따르며 통증을 호소하지만 간 수술 후의 후유증은 다른 수술에 비해 대수술이기 때문에 심한 통증이 따르기 마련입니다. 처음 수술 후의 고통은 심했으며 두 달 동안은 수술이 잘못 되었나 할 정도로 통증이 따랐습니다. 수술 상처는 일 주일 후면 봉합이 되는데 내부(복부)에는 복수가 있기 때문에 물이 있는 상태 속에서 개복했던 상처가 재생되기란 어려운 모양입니다. 약 20일 후 복수를 빼내는 호스(2개)를 제거한 후에도 배의 통증은 쉽게 가라앉지 않았습니다.

수술 후 3~4개월이 되어도 복부에 여기 저기 통증이 오기 때문에 혹시 다른 곳으로 전이된 것이 아닌가 수술이 잘못되어 암이 더 커진 것이나 아닌가 하는 걱정으로 불안했습니다. 과로하든지 무거운 것을 들고나면 옆구리도 결리고 수술 부위의 안쪽이 아프고 또 음식을 배불리 먹고나면 같은 증세가 오기 때문에 의심이 갔습니다.

그러나 그건 어디까지나 수술 후에 오는 통증이지 다른 증상은 아니라는 것을 알았으며(계속 병원에 가서 검사를 받으니까) 간은 아픈 장기가 아니라는 사실만 확실히 알고 있다면 배와 옆구리 등에 오는 통증은 수술 후유증이라고 생각할 수 있었습니다.

또 체중이 줄지 않는 한 건강이 회복되고 있다고 믿어도 되는 것이었습니다.

청백삼탕과 현미차는 매일 새벽에 일어나면 1컵씩 마시고 아내는 2컵 정도 담을 수 있는 조그만 보온병을 두 개 준비하여 하나는 청백삼탕, 또 하나는 현미차를 따끈하게 데워 아침마다 가방에 담아 주었습니다.

아내의 정성은 대단한 것이며 간섭도 여간 아니었습니다. 아침에 나갈 땐 "꼭 시간 맞추어 잡수세요" 저녁에 돌아오면 "제 시간에 마셨어요?" 매일 확인하며 온 정성을 쏟았는데 오히려 본인보다 가족들의 정성이 필요한 것 같았습니다. 오후 3~4시면 두 가지 마시기가 끝나고 저녁 식후에는 암백초환을 30알씩 먹었습니다.

밖에 나가면 오랜만에 만나는 사람마다 놀라며 10년을 젊어 보이는데 암에 걸려 죽게 된 사람이 어떻게 더 좋아졌느냐는 질문을 받을 정도가 되었습니다. 자연적으로 소문이 퍼졌습니다. 많은 암환자에게서 전화 문의가 쇄도하였습니다. 대답하기조차 힘들었습니다. 30페이지 정도의 팸플릿을 300부 만들어 우송해 드렸습니다.

웬 암환자가 그렇게 많은지 내가 간암 환자가 된 후에야 알았습니다. 수술 후 한 달이 지난 후부터 천천히 30분씩 걷기 운동을 아침, 저녁으로 했으며 두 달 후부터는 정상적으로 아침, 저녁으로 30분씩 걷기 운동을(뛰지 않음) 하는데 처음 걷기 운동이란 겨우 30분 동안 한 블록 정도 걸었으나 두 달 후부터는 다섯 블록 정도(약 5리)를 아침 저녁으로 걷게 되니 하루에 매일 10리 정도 걷는 것은 그렇게 어렵지 않았습니다.

늘 아내와 새벽에 일어나 걷고 저녁을 먹고 한 시간쯤 뒤에 산보겸 걷기를 했습니다. 아내도 신경통과 변비가 있었는데 어느새 없어졌다고 했습니다.

이 장로님의 경우는 완전히 식물요법으로만 암을 고쳤으며 나의 경우는 현대의학(수술)과 식물요법, 운동으로 암을 고쳤으니 만약 항암치료나 방사선 치료를 했다면 어떻게 되었을까 생각하니 가슴이 섬뜩합니다.

첫째, 우리가 아무리 많은 영양분을 섭취해도 운동하지 않으면 모든 영양물이 대소변으로 나와 버리지만 운동을 하게 되면 신진대사가 원활하여 모든 장기가 활발히 움직여 에너지 공급을 위해 일하기 때문에 영양의 분해와 흡수가 많아지고 그런 과정에서 30여 가지의 우리 몸에 필요한 요소들이 합성이 되는 것입니다. 옛날에 호강하며 편히 놀고 보약을 잘먹는 상전집 아들보다 못 먹고 일하는 머슴이 더 건강하고 병이 없던 것과 같은 이치입니다.

둘째, 신경질을 부리지 않고 온화하게 사는 방법입니다. 생활방법을 완전히 바꾸어야 합니다. 항상 긍정적인 사고 방식을 가지고 상대를 잘 이해하려고 노력하고 아무리 어려운 일이 닥쳐도 침착하게 대처하며 마음의 여유를 갖는 생활로 바꾸어져야 합니다.

이미 나는 죽을 사람이니 모든 것을 체념하자 나머지 인생을 기쁘게 살아보자 이렇게 생각하며 즐겁고 기쁘게 살아야 합니다.

항상 즐겁게 또 기쁘게 지내면 우리 몸 속에 인슐린이 작용을 하고 또 생성으로 모든 병을 이길 수 있는 건강한 체질로 변합니다. 우리 몸은 우리 몸 자체에서 병을 치유시킬 수 있는 조건들을 갖추고 있습니다.

구약성경 시편 41편에 보면 "여호와께서 쇠약한 병상에 저를 붙드시고 저의 병중 그 자리를 다 고쳐 펴시나니" 라고 했습니다.

지금 이 글을 읽은 모든 환자는 깨끗이 나을 것을 믿으시고 하나님께서 하신 말씀, 그 약속을 믿으시기 바랍니다.

어떤 난치병이든지 하나님은 고칠 수 있으시며 또 치료할 수 있는 물질들을 예비해 놓으셨습니다. 다만 인간이 아직 찾아내지 못하고 있을 따름입니다. 누가 세상에서 무가 그 무서운 암을 치료할 수 있다고 생각했겠습니까? 앞에 간 두 동생들의 죽음이 나를 살릴 수 있었고(동생이 죽는 바람에 검사를 받음), 그로 인하여 지금 많은 암환자와 불치병 환자들이 살아나고 있습니다.

지금도 많은 분들에게서 건강을 되찾았다고 감사하는 전화를 받을 때마다 나에게 간암을 허용하신 것은 하나님의 영광을 위함(요한복음 11장 4절)이라고 하신 말씀을 생각하면서 용기를 갖고 이 글을 쓰게 되었으며 고통받는 만천하 암환자들과 불치병 환자들에게 이 사실을 전하기로 결심을 한 것입니다.

나는 암에서 치유된 여러분을 만나면서 비슷한 공통점을 찾아냈습니다. 하나 같이 즐겁게 살아간다는 것입니다. 참으로 이 사람이 사형선고를 받은 사람이었나 할 정도로 세상 만사를 코믹하게, 환하게 사는 것을 보며 기쁘게 사는 것도 중요한 치료 방법이라는 걸 다시 한 번 느꼈습니다.

그런데 한 가지 중요한 것은 누가 이 청백삼탕과 현미차를 매일(2일에 한 번씩) 끓여 주며 시간에 맞추어 복용하느냐 하는 것이 쉬운 것 같지만 어려운 일입니다. 많은 분들이 일주일 혹은 열흘 동안 시행하다 쉬고 또 다시 시작하고 그러다가 결국 실패하고 효과가 없다고 하는 일을 자주 봅니다.

3개월 혹은 1년을 끊임없이 해야 하며 환자 본인도 철저하게 지켜야 됩니다. 사실 나는 이 청백삼탕을 복용하는 동안 중국과 한국에서 초청이 와도 갈 수가 없었습니다. 미국 내에서 2일 이내 거리만 보온병에 담아 가지고 다니며 꼭 마셨으며 또 암백초환을 먹으면서 보통 성의가 아니고는 어렵다고 생각했습니다. 거의 다른 음료수를 마시지 않고 물을 더 마시고 싶을 때는 현미차를 마셨습니다. 될 수 있는 대로 국물이 있는 음식물은 피했기 때문에 오히려 복용량이 부족할 때도 있었습니다.

나는 결국 암에서 해방되었고, 아직까지 126파운드를 넘어 본적이 없는 체중이 135파운드로 늘어났다. 건강한 삶을 살아가면서 남은 여생을 남을 위해 살아야 되겠다고 다시 한 번 다짐합니다.

놀라운 것은 우리 집에 다녀간 환자 중에 Mr. 감이라는 분이 계셨는데 부인이 부축하고 왔습니다. 51세인데 간경화에 간암이여서 5일 후에 수술날짜가 정해졌다고 했습니다. 3세 위 형님이 계신데 형님도 같은 증세로 영지버섯을 먹으면 낫는다고 해서 몇 달을 영지차를 끓여 마시고 계신데 지금은 더 악화되셨다고 했습니다.

저는 2시간 이상 열심히 설명을 했는데 감선생이 제 손을 잡고 나도 꼭 실행해서 살아나겠다고 하고 돌아갔으나 석달 동안 종무소식이었습니다. 그러더니 하루는 두 부부가 선물을 사가지고 찾아와 나 때문에 살았다고 눈물을 흘리며 감사해하고 기뻐하는 것이었습니다. 나도 한없이 기뻤습니다.

그는 수술도 포기하고 청백삼탕과 현미차, 간장백초환만 철저히 시행했다고 했습니다. 영지차를 마시던 형님은 영지차를 먹어도 안 낫는데 그까짓 무 물먹고 낫겠느냐며 안 마시더니 20일 전에 세상을 떠났다고 했습니다. Mr. 감은 현재 직장에 잘나가고 있습니다.

하루는 디트로이트에서 전화가 왔습니다. 그는 당뇨로 왼쪽 다리를 절단한 분이었는데 팸플릿을 보고 그대로 시행했더니 당이 120으로 떨어지고 건강이 회복되었다고 LA까지 인사차 오시겠다고 했습니다. 그후 암에서 죽어가던 분들이 그 짧은 기간에 모두 13분이 완쾌되는 쾌거를 들었습니다. 하나같이 저에게 찾아와 설명을 듣고 가서 철저히 실시한 분들이었습니다. 저는 참으로 보람있는 삶을 사는 것을 느꼈습니다.

물질적으로 준비가 된다면 이곳에 수양관을 마련하여 암병과 불치병 환자가 건강할 때까지 요양(치료)할 수 있는 무료 요양원을 설립하여 사형선고를 받은 암환자들을 치료할 계획입니다. 하나님께서 물질을 허락하신다면 한국에도 두 곳쯤 같은 요양원을 하고 싶습니다.

그리고 이 책을 보시고 치료하시어 완쾌되신 분들은 투병기를 보내 주시면 5만~10만원의 사례비를 지불하고 다음 증보판에 신도록 하겠습니다.

제가 이토록 이 일에 저의 남은 생애를 걸고 있는 것은 절망

속에서 투병하는 암환자들에게 용기와 희망을 주기 위해 서입니다. 저는 정말로 소리치고 싶습니다. 외치고 싶습니다.

"암! 살 수 있다."

"암! 살 수 있습니다."

여러분도 협조해 주시기 바랍니다. 완쾌되신 분들은 연락을 바랍니다.

보내실 곳의 주소

Pilgrim Meeting

1016 Victoria Ave.

Los Angeles., CA 90019

U. S. A

초판이 나간 후의 일들

내가 '암 살 수 있다'라는 원고를 들고 한국에 나가 출판사를 찾았으나 무명작가의 글이라며 희망이 없다고 모두 노코멘트였습니다. 어느 분이 출판을 해주겠다고 하여 선금을 맡기고 왔다가 몇 백만 원만 사기를 당하고 다시 미국으로 돌아와 기도를 드렸습니다.

병든 자를 구하는 길이요 생명을 구원하는 일인데 세상에 알려야 한다는 책임을 느끼고 인쇄비를 마련하여 작년 1998년 9월에 우선 10,000권을 자비로 찍어 출판을 하기로 하고 진흥출판사에 의뢰하였습니다.

책이 시중에 나간 지 얼마 안되어 미국으로 환자들의 전화가 걸려 오기 시작하는데 잠을 잘 수가 없었습니다. 출판사도 미국작가의 전화번호를 알려달라는 문의전화로 인해 업무에 지장이 있다고 호소했습니다. 한국의 낮 시간이면 미국은 밤중인데 전화거는 분들이 밤중에만 전화를 하며 그것도 어떤 날은 10여 통이 오는 날도 있었습니다.

전화를 한 번하면 보통 30분에서 1시간 정도의 대화를 하기 때문에 몹시 바쁜 나에게도 고역이었습니다. 그러나 많은 보람을 느끼며 상담을 해드리는 기쁨을 알았습니다. 전화를 하시는 분들은 보통 30분에서 1시간씩 하소연을 하십니다. 그러나 한 번도 성의 없는 대답은 해보지 않았습니다.

FAX로 보내는 분도 미국에서 전화를 해서 답변을 드렸고 편지를 해서 전화번호를 알려오는 분도(제일 많은 편) 내쪽에서 전화를 하게 되니 전화료도 만만치 않았지만 생명에 관계되는 일이므로 대단한 보람으로 느꼈습니다.

그런데 전화로 앤서링(녹음)을 남겨 놓는 분들이 정확한 메시지가 없어 전화를 못해드렸을 때 제일 곤란한 것은 특수우편 등으로 보내면서 전화번호도 없이 편지로 회답을 해달라는 내용들이었습니다. 편지를 보낸 분들이 13분이나 되는데 거의가 환자의 자세한 설명도 없이(모두 그런 것은 아니지만) 대략 병명만 적고 회답을 꼭 해달라는 편지는 정말 곤란하고 안타까웠습니다.

이제 저는 하루 2~4시간밖에 잠을 못 잘 정도로 바쁘게 일을 하며 기쁨의 나날을 보내고 있습니다만 가능한 환자분들의 편지 회답은 해드리려고 하고 있습니다. 그러나 이번 기회에 지면을 빌어 부탁 드리는 것은 전화번호를 기록해 주시면 전화로 자세한 답변을 해드리도록 하겠습니다.

작년에 책이 나간 지 얼마 후에 한 분의 독자로부터 다음과 같은 편지가 왔습니다. 참고로 소개를 합니다.

　　　나는 한국 평택에 사는 이 의원입니다
　　　-중략-
　　　47세 되도록 병원문 밖에도 가보지 않은 건강만은 자신이 있는 사람이었는데 자동차 사고로 병원에 입원해 별것도 아닌데 X레이 찍고 피를 빼고 무슨 전자기계에다 대고 하더니 다음날 간호원이 지금 몸에 이상이 있으니 정밀검사를 하자는 거예요. 피검사를 했는데 좋지 않다는 것이었습니다. 나는 멀쩡한 사람보고 돈 벌려고 수작하는구나 하지만 내가 돈 내는 것은 아니니 그냥 했습니다.

-중략-

청천벽력 같은 소리였습니다. 간에 작은 암이 5개 정도 있고, 폐에도 전염이 됐다는 겁니다. 암이 퍼져 있어 수술은 안되고 방사선 치료를 해야 된다고 하고, 날짜를 잡아 주었습니다. 다시 평택 집으로 내려오니 친척과 친구들이 찾아와 건강하던 사람이 암이 웬말이냐고 난리였습니다.

-중략-

고종당숙이 30페이지짜리 청백삼탕 치료법의 팸플릿을 얻어오시고 방사선치료는 받으면 죽는다더라 하는 소문과 그 팸플릿에도 방사선은 절대 받지 말라고 해서 사실은 살 길이 없었습니다. 수술은 할 수 없다. 방사선밖에 길이 없다. 이거 어떻합니까? 죽으라는 겁니까?

-중략-

그날부터 그대로 실시했습니다. 이왕 죽을 몸인데 돈안드는거니 해보자 그리고 사방에서 좋다는 암약의 유혹이 왔지만 고집껏 돈 안드는 청백삼탕 사용법에다 더해서 장복을 했습니다. 그것이 14개월 전이였는데 지난 12월에 대학병원에 가서 피검사와 CT사진으로 검사를 했는데 피도 정상이고 암은 흔적도 없다고 했습니다. 그런데 우리 딸이 '암 살 수 있다'라는 책을 사서 읽어보니 그 팸플릿이 박사님께서 발표하신 것이라는 걸 알고 이 편지를 하게 됐습니다

-중략-

의심하는 사람들을 위해 내가 증거를 할 테니 암환자가 연락이 오면 전화번호를 주시면 하겠고 제가 미국에 인사차 방문하겠습니다.

혹시 한국에 나오시면 꼭 전화를 주시면 달려가 뵙겠습니다.
-하략-

그후 한국에서 문의하는 분들에게 전화번호를 알려드렸는데 약 1달쯤 뒤인가 이 선생께서 전화가 왔습니다.
"박사님 나는 이렇게 암환자가 많은 것을 몰랐습니다. 매일 고역을 치르고 식구들은 노이로제가 되어 전화를 안 받으려 합니다. 처음에는 주소까지 주고 만나기도 했습니다. 생활에 지장이 있으니 전화를 받으려 했는데 어떻게 알아 가지고 찾아 오는 겁니다."

그후 이 선생의 전화도 바뀌고 말았습니다.
그러므로 개인생활 보호를 위해 투병기를 보낸 분들과 전화로 연락하신 분들의 전화번호나 주소는 다음 책에 기록하지 않겠습니다.
승리하신 투병자들에게 축하드리며 글을 보내주신 여러분들께 감사를 드립니다. 그리고 고료를 끝내 사양하신 김득령 선생님께 지면을 빌어 감사드립니다.
간략하게 독자들의 투병사연을 적어 봅니다.

1. 투병기

저는 대구에 사는 39세 김영현입니다.
00 고등학교에서 영어를 가르치는 교사입니다.

슬하에 국민학교에 다니는 아들과 중학교 1학년 딸 이렇게 4식구가 행복하게 살고 있었습니다. 한국에는 교사들의 부정기 건강진단을 실시하는데 피검사가 이상이 있다고 해서 동산병원에서 정밀검사를 하니 간경화 초기에 암이 발생했으며 백혈구 저하 증세까지 있다고 했습니다.

저의 가족과 저의 처가는 완전히 초상집이었습니다. 그렇다고 일하는데는 별지장은 없고 좀 피로가 심한 듯했지만 다른 자각증상은 없었습니다.

학교에서 한 달 휴가를 얻었는데 건강한 환자노릇으로 며칠 지나니 지루했습니다. 서점에 가서 암에 대한 서적을 사서 다 읽어봤지만 정말 엉터리였습니다. 그런데 하루는 태평로 로터리를 지나 볼일을 보러 가는데 기독서점이란 서점이 있어 들어가게 되였습니다. 사실 저는 불교집안에서 자랐고 기독교는 이중인격자들이나 믿는 것이고 외국종교라고 생각해 왔기 때문에 기독교 서점에 들어간 것 자체가 문제입니다.

또 과거 친구들 중에도 교회 나가는 친구들이 몇 명 있었지만 별볼일 없고 지금은 술망나니가 된 친구도 있으니 기독교와 나는 아무 상관이 아니라 적대시하는 편이었습니다.

서점 안에서 쓱 훑어보는데 거기에도 건강서적 코너가 조그맣게 있어 도대체 이들이 쓴 건강서적은 어떤 것일까 하고 살피는데 '암 살 수 있다' 라는 책이 있었습니다.

"그렇지 소위 그들이 말하는 신령의 세계를 이야기하겠지"라고 생각했습니다.

그런데 표지에 아주 작은 글자로 "세계적인 간 전문병원인 미국의 U. S. C 병원에서 간암 말기 진단을 받았다. 그러나 그는 완쾌되어 그 완치의 비결을 책으로 집필하였다."라고 써 있었습니다.

그런데 책속을 보니 내 생각과는 달랐습니다. 질서정연하게 실린 목차며 내용도 조금도 기독교 냄새를 맡을 수 없었습니다. 하루 사이에 잠도 안자고 세 번을 정독했습니다. 방사선 치료는 죽는다 그런데 병원에서는 방사선 치료를 하라 나는 혼돈이 왔습니다.

다시 가서 두 권을 더 사 가지고 우리 집에 한 권, 처가 집에도 한 권 보내드리고 읽어보신 후 가족회의로 결정하기로 했습니다.

그런데 아내가 벌써 저녁에 모든 걸 만들어 놨습니다. 돈도 안 들고 밑져야 본전이며 재료들이 모두 아는 음식물이니 해로울 건 없지 않느냐는 현명한 아내의 설명이었습니다. 책대로 3개월 되는 날, 병원에 가서 종합검사를 했는데 그 어렵다는 백혈구는 완전정상이었고, 간 경화와 암은 조금도 이상(자라야 되는데 중지된 상태이며 더 커지지 않는다면 문제가 되지 않는다고 설명하고 3개월 후에 다시 보자고 의사선생님이 말씀하심)이 보이지 않는다는 것입니다.

저는 책대로 진행된다는 확신이 섰습니다. 제 몸에 있는 암은 고사상태로 되어 간다는 자신이 섰습니다. 꼭 말씀 드릴 것이 있는데 사실 저희 가정에 이변이 일어났습니다. 모든 식구들이 선생님의 "하나님의 은혜로란" 글을 읽고 감명을 받았습니다. 그 동안 논란대상이 되었습니다.

왜 내가 기독교 서점에 들어갈 수 있었는가? 왜 내 첫눈에 '암 살 수 있다'가 보였는가? 만약 내가 병원 측의 권유대로 방사선 치료를 받았다면 이렇게 되었을까? 불과 몇 천 원짜리 책이 약이 되었고, 값싼 채소가 불치의 병을 낫게 했습니다. 이것은 조물주가 나에게 준 신호탄이었습니다.

두 주 전부터 저희 4식구는 교회에 나가고 있으며 저희 처가댁도 저를 사랑하시니 저를 살려주신 목사님의 은혜에 보답하고자 교회에 나가시기로 합의를 보았습니다.

주위에서 반대하면 친구들도 병이 낫다니 반대하지 않습니다. 이제 교회에 다니다 보면 믿음이 강해질 것으로 믿습니다. 이제는 자신이 섰습니다. 직장에도 복귀하며 일하고 있습니다.

감사합니다.

2. 투병기

저는 쌍문동에 사는 43살의 가정주부 전영선입니다.

얼굴에 기미가 끼고 몸이 늘 피곤하여 작년에 병원에 가서 종합진찰을 받았는데 아무 이상이 없다고 하였으나 날이 갈수록 피로는 더해가고 이유 없이 삭신이 쑤시고 나른했습니다.

그래서 남편의 권유로 큰 병원(중앙병원)에 가서 종합진찰을 했는데 간경화여서 피에서 암 바이러스가 검출되고(수치 1200) 몸 어디엔가 암이 있으니 이상이 있는 부위에 정밀검사를 해야 된다는 것입니다.

사형선고를 받은 저는 불안하고 초조한데 약속된 날 병원에 가니 나에 대한 검사는 시간이 걸리니 다음에 날짜를 정하여 연락해 주겠다며 무책임하게 돌아가라고 했습니다.

그후부터 저희교회에서 저를 위해 특별기도를 해주셨는데 김인숙 집사님이 기독서점에 갔다가 '암 살 수 있다' 책을 사다 주셨습니다. 이상하게 목사님의 글은 100% 믿어졌습니다. 병원에 가지 않고 이제 죽어도 천국에 확신이 없는 그런 신자가 아니라 앞으로 죽어도 천국에 가야 된다는 생각이 들게 되었습니다.

금년 3월로 5개월째 실시하는데 기적같이 기미가 사라지고 아프던 통증도 없어지고 그 피곤한 것이 싹 없어져 매일 새벽기도를 다녀와서 집안일을 해도 신이 납니다.

남편이 자꾸 권해서 피검사를 해봤습니다(사실 저는 완전히 믿기 때문에 검사 안하려고 했음). 1,200 이상 올라갔던 암수치는 25로 떨어졌고 의사선생님 말씀이 150이하면 염려할 필요가 없다고 했습니다.

목사님 감사합니다.

그리고 미국에서 목사님이 주최하신다는 Pilgrim Meeting(8기)에 5월 24일 미국집회에 다녀오신 남강기업에 고은영 집사님께 그곳에서 있었던 일을 자세히 듣고 너무 놀랐습니다.

참석한 모든 분들이 30대에서 70대까지 불신자에서 목사님까지 이단종파에서 온 사람들이 100% 변화를 받는 것을 직접보고 타산적이였던 자기가 이번에 예수님을 만났다고 했습니다.

세상에서 그런 집회는 없었다며 비용은 많이 들었지만 내 일생을 변화시키는 계기가 됐다며 시종 울면서 간증하는데 나도 덩달아 은혜의 눈물을 흘렸습니다.

저도 지금 여권을 내놓고 비자는 신청 중에 있는데 요새는 미국 비자 받기가 어렵다고 합니다. 더구나 가정주부인 저는 어려울 것 같은데 목사님 기도 좀 해주세요.

-하략-

3. 투병기

저는 한국 광주에 사는 김득룡(57세)입니다.

작년 5월 21일 대학병원에서 위암수술을 받았습니다. 수술결과는 좋은 편이었습니다. 9월 말경 재검사를 했는데 이번에는 간으로 전이가 되고 폐에까지 이상이 있다는 것입니다.

참으로 암은 무서운 병이라는 것을 깨닫게 되었고, 죽을 수밖에 없는 병이라는 걸 다시 느꼈습니다. 이젠 수술도 안되고 암이 진전되는 것을 봐서 방사선 치료를 몇 번하기로 했습니다.

그런데 이웃에 사는 교회 나가는 부인이 '암 살 수 있다'는 책을 선물하며 이 책을 읽고 많은 사람들이 고쳤다고 하며 방사선 치료를 받으면 더 빨리 죽는다고 했습니다.

주위에서도 방사선 치료받은 사람은 결국 죽고 말더라고 했는데 그럼 죽을 수밖에 없는 병이 아니라 그때 그 책을 보면서 다 제쳐놓고 "이 방법대로 해보자"라고 결심했습니다.

책에는 1리터 마시라고 했는데 아마 1.5~2리터씩은 마셨을 겁니다. 원래 물을 많이 마시는 편이라서 좀 더 마셨습니다.

위암은 아주 편해졌고 식사도 정상인과 같아졌습니다. 3월 12일 대학병원에서 정밀검사를 했는데 위와 폐는 깨끗하고 간에 약간 이상이 보이는데 작년 9월에 찍은 C/T와 비교할 때 암이 자라지 못하는 상태로 있으니 3개월 이후에 다시 검사를 해보자는 것입니다.

저는 날아다닐 것같이 기쁩니다. 이번 기회에 술과 담배는 다 끊었지만 아직 교회는 생각해 볼 일이고 제 처와 아이들이 교회에 다녀보자고 하지만 쑥스럽고 양심대로 살기로 했습니다.

선생님 좋은 생명의 책을 써주셔서 너무너무 감사합니다.

-하략-

4. 투병기

나는 대한민국 울산에 사는 김태강입니다

당뇨가 심하고 눈이 침침하여 인슐린을 맞고 늘 약을 먹던 중 작년 1월 아는 장로님이 '암 살 수 있다'는 책을 선물하시며 시행해 보라고 하여 현재까지 하루도 거르지 않고 계속 마시는데 500이상 오르내리던 것이 이제는 150이하로 떨어지고 눈도 좋아졌습니다.

처음에 별안간 약을 끊으니 어려웠는데 1달 동안은 복용약을 책대로 조금씩 줄이다가 완전히 끊어버리고 두 가지 차만 복용했는데 피곤도 사라지고 혈압도 정상입니다.

얼마동안이나 더 마셔야 되는지 알고 싶고, 계속 먹어도 관계없는지 알고 싶습니다.

-하략-

5. 투병기

나는 전남 광양에 사는 권양길(63세) 장로입니다.

작년 9월에 복수가 차서 병원에 가서 진찰을 해보니 암 같으니 큰 병원에 가보라고 해서 서울 아들이 주선해서 중앙병원에 입원하고 검사를 받았는데, 간에 암이 사방 퍼져서 수술도 안되고 폐에까지 전이가 되고 간에서 장으로 내려가는 곳이 부어서 복수가 차는데 항암치료도 안된다는 것입니다.

방사선 치료는 시도해 보는데 너무 퍼져 있어(작은 것들이 사방 퍼지는 것은 치료 가망이 없다고 의사선생이 말했음) 별효과가 없다는 것이었습니다. 이건 완전히 사형선고였습니다.

앞으로 몇 달 살 수 있느냐고 해도 나중에 다시 한번 기록을 보고 말해 주겠다고 얼버무렸습니다. 그때 제 집안은 완전 초상집이었습니다. 겪어 보지 않은 사람은 그사정을 모릅니다.

다음날 아침 아들과 며느리가 와서 퇴원을 시켜 광양으로 내려오는데 눈물만 흐르고 너무 허무했습니다. 나중에 내 아내한테 들었는데 1달에서 3개월을 더 살 수 있다고 하였답니다. 주위에서 몇 백만 원짜리 약을 먹으면 낫는다고 사람들이 찾아왔습니다.

그러던 어느 날 목사님이 사서 보라고 하셨다며 아들이 서점에서 '암 살 수 있다'는 책을 사 왔더군요. 하룻밤새에 읽었습니다. 3번을 글자하나 빼놓지 않고 정독을 했습니다.

목사님의 간증에 많이 은혜받고 그날 장로직분을 제대로 못한 것을 회개하고 죽을 준비를 하게 되었습니다. 그때부터 저도 3개월 동안만이라도 열심히 회개하고 다 포기하니 그렇게 편할 수 없었습니다. 감사합니다.

그후 병원에서 복수 빼는 약을 먹고, 복수 빼는 한약 1제를 다려 먹고, 그후론 모든 약을 끊고, 청백삼탕, 현미차, 간장백초환을 계속 먹었습니다. 정량과 시간까지도 내 아내가 챙겨줘서 지금도 먹고 있습니다. 그런데 기적인 것이 죽을 날짜가 길게 잡아야 작년 12월인데 지금은 걷는데 지장 없고 밥도 잘먹고 복수도 차지 않습니다.

흠이 있다면 좀 오래 나가 다니면 힘이 들고 피곤한 것 외에는 다른 것이 없습니다. 지금 같아서는 쉽게 죽을 것 같지 않다는 생각이 듭니다.

감사합니다. 큰아들이 병원에 가서 다시 검사해 보자고 하는데 검사를 받지 않으려고 합니다. 열심히 이것만 복용하면 낫는다는 확신이 서서 지금도 열심히 실시하고 있습니다.

하나님께서 박달재 목사님을 통해서 역사하심과 많은 전국의 암

환자들이 목사님께서 쓰신 생명의 책을 읽고, 병고침 받고, 영혼을 구원시키시는 역사를 하신다는 것을 간절하게 느끼며 기도합니다.

　벌써 죽을 사람이 무와 물을 먹고 반년이나 생명이 연장된 것만도 감사하며 완쾌된 증거라고 믿고 있습니다.

　하나님은 다 예비해 놓으셨습니다. 목사님 언제 한국에 오셔서 암환자 수양관을 하실 계획이신지요? 미약하지만 저도 동참하겠습니다. 주예수님 의지하여 목사님 축복을 기도합니다.

주후 1999년 4월 29일
한국 전남 광양에서 권양길 올림

그 외 8편의 간증문은 위와 같은 진행과정을 알린 것들이며 이 책과 무관한 인생살이의 고통이 들어있어 지면관계상 생략합니다.

이제 책이 발매된 지 반 년 만에 모두 매진되고, 환자들이 보내주는 희망적인 글을 받으며 전화를 받을 때마다 하나님께 감사를 드립니다. 그 외 전화로 알려 오신 분 중에는 인천에 사시는 서점하는 장로님의 간증을 듣고 시행해서 차도를 보고 있다는 간경화환자와 자궁암, 위암, 유방암 환자들과 통화를 했으며 치료를 확신한다는 수백 명의 환자들로부터 전화를 받았습니다.

어느 43세의 가정주부는 유방암 수술을 3년 전에 했는데 자궁경부암이 발생하여 수술이 불가능하다 해서 절망하던 중 같은 교인을 통하여 '암 살 수 있다'는 책을 읽고 철저히 실시하고 있는데 사실 처음에는 1년 전에 누가 그 방법을 권해온 항암제 같은 독한 약도 암을 못 죽이는데 그까짓 무가 어떻게 암을 죽이냐며 콧방귀를 뀌었다고 했습니다.

그런데 그 책을 읽으면서 생각이 완전히 달라지고 믿게 되어 지금은 얼굴이 좋아졌다고 합니다. 대략 이런 내용들이었습니다.

앞으로 재판때마다 입수되는 간증을 실어드리고 좋은 간증문을 보내주신 한두 분 추천해서 미국여행을 해드릴까합니다.

감사합니다.

부록

암환자를 위한 식사 참고

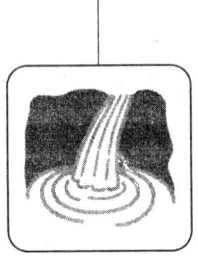

부 록

암 환자를 위한 식사 참고

술이 간에 미치는 영향

간염 증상이나 간병, 간암이라고 하면 많은 사람들이 "과거에 술을 많이 했습니까?" 하고 묻는다. 그만큼 술과 간은 밀접한 관계가 있으며 약을 많이 복용한 사람도 간이 나빠지는데 거의가 이 두 가지가 문제가 되며 90%가 이에 해당된다고 보면 됩니다.

간이 튼튼한 사람은 술을 많이 마셔도 잘 취하지 않는다고 합니다. 반대로 간이 나빠진 사람은 그만큼 술에 이기지 못하게 되는데 그와 관계없이 어떤 이는 술을 많이 마셔도 간에 이상이 없는가 하는 것이 의문입니다.

앞에서 말했듯이 간은 피를 분해 처리하는 화학공장이라고 했습니다. 술을 마시게 되면 알코올 일부는 땀이나 소변에 섞여 배설되며 나머지 90% 이상은 모두 간에서 분해됩니다.

보통 때는 간이 걸러진 피를 분해하는 작용을 하니 별로 할 일이 없습니다. 그러다가 술을 마시게 되면 그때부터 간장은 알코올 해독작용을 하기 위해 부지런히 가동을 해야 되고 미처 분해되지 못한 알코올 독은 피에 섞여 온 몸으로 흘러가게 됩니다.

그러면 술이 취해서 온 몸에 열이 나고 정신이 흐려지게 되는 것입니다. 술이 들어온 양만큼 계속 피를 걸러야 되니 술을 마시는 시간은 한 시간이면 간은 10시간 이상 해독작용을 해서 피에 섞인 알코올을 분해하여 내보내야 하는 것입니다. 완전분해가 될 때까지가 술이 취한 기간이며 피를 완전 제독하면 제정신이 드는 것입니다.

간은 쉬지 않고 계속해서 일을 하다 보니 처리능력 이상의 알코올이 들어오면 간이 지쳐 버리게 되는데 간이 건강할 때는 그런 대로 견디고 술을 마셔도 간병이 걸리지 않지만 이것이 계속되다 보면 간은 점점 기능이 저하되기 마련입니다.

다른 음식물은 간에서 분해하면 아미노산, 비타민, 칼슘 등 영양을 얻지만 알코올은 아무리 분해되어도 그냥 칼로리로 즉, 열로 다 소모되는 것뿐이지 몸에 저장되는 영양은 아무것도 없고 몸에 열만 나게 하고 사라지는 백해무익한 것입니다.

술을 처음 마시는 사람은 빨리 취하고 또 몹시 취합니다.

왜 그럴까? 그것은 아직까지 알코올 분해를 해본 일이 없는 간이 놀라서 처음 들어오는 알코올을 재빨리 분해하지 못하기 때문에 그냥 피로 빠져나가는 양이 많아지게 되며 쉽게 취하게 되는 것입니다.

그렇게 계속 마시다 보면 주량이 늘어난다고 하는데 그 말은 그만큼 간 기능이 알코올 해독분해기능이 빨라졌다는 이야기이며 바꾸어 말하면 간 기능이 그만큼 많은 일을 한다는 이야기입니다.

술을 마시는 의사들은 어느 정도 술을 마시면 몸에 약이 되고 이롭다고 말하며 신진대사를 높여 주고 혈액순환을 잘되게 한다고 합니다. 이런 의사들은 뭔가 문제가 있는 것입니다. 처음에는 한 잔에 혈액순환이 잘되었지만 차츰 술에 익숙해지면 서너 잔 그리고 너댓 잔을 마셔야 혈액순환이 잘되어 가는 것입니다.

이 말은 그만큼 세포가 죽어 가고 있다는 말이 됩니다. 어떤 이는 안주를 먹으면서 술을 마시는 것은 해롭지 않다고 합니다만 안주와 술을 먹으면 간은 알코올 해독작용, 음식물의 분해작용을 해야 하니 우리 몸에는 별로 의미가 없는 술꾼들의 주장일 뿐입니다.

술은 절대 백해무익한 것이며 알코올은 약한 독약입니다. 간이 이미 나빠져 만성간염이나 간경화가 되면 그에게는 알코올은 독약입니다. 술과는 관계를 끊어야 되는 것입니다. 알코올성 간염은 술을 끊으면 호전되지만 알코올성 간경화는 술을 끊어도 굳어진 간을 다시 재생시킬 수 없습니다.

　술을 마셔도 아직 간병이 없다는 것은 간이 젊었기 때문이라고 생각하고 간이 늙어질 때를 대비하여 금주하는 것이 건강 예방의 지름길입니다.

　의사들이 한두 잔 술이 몸에 좋다고 하는 것은 한두 잔 정도로 기분을 내는 것은 그리 해롭지 않다는 이야기이지 건강에 좋다는 말은 절대 아닐 것입니다. 현재 유명한 의사들은 술은 절대로 몸에 해롭다고 합니다. 술은 절대로 건강을 해치는 높은 칼로리의 음료일 뿐입니다.

　미국 정부에서는 작년에 알코올을 발암물질로 규정발표한 바 있습니다. 현재 술 소비량이 한국이 세계 1위이고 간염, 간암 발생률도 세계 1위라는 사실은 우리가 심각하게 생각해야 할 문제입니다.

　또 약물 남용도 세계 1위라는 사실을 우리는 심각하게 받아들여야 합니다. 미국에서는 일반 의약품(감기약 따위)을 제외하고는 의사처방이 없이는 항생제 한 알도 살 수가 없습니다. 그런데 한국은 마음대로 약국에서 약을 살수 있기 때문에 몸에 이상이 있으면 약을 사게 됩니다. 이 약물 남용이 또한 간을 해치는 원흉이라 하겠습니다.

　모든 약에는 화학물질이 함유되어 약을 먹게 되면 간에서 분해 처리하는데 대개의 약들은 간에 손상을 주는 성분이 들어 있어 약품 남용을 꼭 삼가야 하겠습니다.

또 수면제나 진통제, 감기약 등 모든 양약들은 거의가 암에 해로우며 특히 간에는 치명적인 피해를 주기 때문에 약물 치료를 받을 때는 간에 얼마만큼 해가 되는가 설명서를 확인해 보고 또 의사나 약사에게 미리 말하고 지시에 따르는 것이 올바른 치료법입니다.

여기에 나와 있는 식사 재료들은 참고일 뿐 이 외에도 유익한 것들이 얼마든지 있으니 그 음식물에는 어떤 요소들이 들어 있는가 알아보고 선택하시면 좋을 것입니다.

술 많이 마시면 췌장 썩는다

과도한 음주가 간에 나쁘다는 것은 이미 널리 알려진 사실입니다. 그러나 과음은 췌장에도 치명적인 영향을 끼치는데 그러한 사실을 알고 있는 사람은 많지 않습니다.

췌장이 소화효소를 분비하는 장기로 알려지기 시작한 것은 1800년대에 이르러서입니다. 췌장의 기능이 이렇듯 늦게 밝혀진 것은 인체에서 가장 깊숙한 위치에 있는, 접근하기 어려운 장기이기 때문입니다. 그래서 오늘날에도 췌장질환 진단은 쉽지 않습니다.

췌장 기능은 크게 외분비와 내분비로 나눌 수 있습니다. 외분비 기능은 탄수화물, 단백질 지방 등 각종 영양소의 소화에 필요한 소화효소와 십이지장으로 들어온 위산을 중화시키기 위한 중탄산염의 분비를 의미합니다. 내분비 기능의 대표적인 예는 혈당을 조절하는 인슐린을 만드는 역할을 하며 췌장은 갖가지 조절기능을 담당하는 호르몬을 생산하기도 합니다.

췌장의 3대 질환은 급성췌장염, 만성췌장염 및 췌장암, 이 모두가 음주가 가장 중요한 원인인 것입니다. 갑작스런 심한 복통, 메스꺼움, 구토 등이 주 증상인 급성 췌장염은 절반 정도가 음주에 따른 것으로 보면 됩니다.

이러한 알코올성 급성췌장염은 '술실력'이 보통이 넘는 사람에서 주로 생기며, 대부분 만성췌장염을 동반합니다. '알코올에 의한 급성췌장염'으로 진단 받은 사람은 '만성췌장염'으로 진행되기 쉬우므로 절대적으로 술을 끊어야 합니다.

하지만 평소 술을 잘 마시지 않던 사람도 단 한 번의 과음으로 급성췌장염에 걸릴 수 있습니다. 자신의 주량 이상으로 갑자기 술을 많이 마시는 일을 피해야 하는 이유도 그 때문입니다.

다행히 급성췌장염의 약 80%는 금식 및 수액 주사치료 등으로 며칠이면 완치되는 경증입니다. 그러나 나머지 20%는 약 40%의 사망률을 보이며 췌괴사 부위의 감염 가성낭종 및 췌농양 등의 합병증으로 상당기간 투병을 요하는 중증으로 발전하는 경우가 많습니다. 따라서 발병 초기에 정확한 진단을 통해 원인을 알아낸 뒤 적절하게 치료하는 것이 중요합니다.

  급성췌장염 환자의 대분분은 심한 복통 때문에 응급실을 찾게 되는데 이때 혈청에서 췌효소(아밀라아제, 리파아제)치가 상승돼 있고 응급수술을 요하는 다른 외과적 질환이 없을 경우 급성췌장염으로 진단합니다. 아직까지는 급성췌장염의 경과를 결정적으로 완화시킬 수 있는 약물이 시판되고 있지 않습니다.

  만성췌장염은 지속적인 염증 반응에 의해 췌장이 쪼그라들고 딱딱해지며, 경우에 따라선 췌관 안에 돌(췌석)이 생기는 불치병으로 발전합니다. 이는 간의 간경변에 해당합니다.

  만성췌장염은 급성췌장염에 비해 알코올과 더 관련이 깊어 약 60~70%가 음주에 의해 발생합니다. 복통 및 췌외분비 부전에 의한 소화불량증(지방변 등)과 같은 전형적인 만성췌장염 증상은 10~20년 동안 계속 술을 마셔 온 연령대의 사람들, 즉 30대 후반부터 40대 정도의 만성 음주자에서 나타나며, 더욱 진행하면 아주 조절하기 어려운 당뇨병도 발생하게 됩니다.

  만성췌장염에 의한 복통 및 소화불량증은 아직 치료하기 어려운 증상들입니다. 특히 복통은 그 정도가 대단히 심해 마약 중독에 빠져 폐인이 되는 수도 있기 때문에 이를 막기 위해선 전문의의 집중적이고도 체계적인 관리가 필요합니다.

  만성췌장염 진단은 원칙적으로 조직검사를 통해 췌장의 만성염증, 섬유화 및 위축을 확인해야 합니다. 그러나 현재로서는 수술 없이 충분한 양의 췌장조직을 얻기가 어렵습니다. 따라서 만성췌장염의 진단은 췌장의 석회화, 췌관의 협착 및 확장 등과 같은 형태학적 변화나 췌장의 기능저하를 증명함으로써 이뤄집니다.

만성췌장염은 한 번 걸리면 돌이킬 수 없는 병입니다. 그러나 일단 술을 끊으면 진행을 늦출 수 있고 증상도 호전되는 경우가 많기 때문에 가장 중요한 치료법은 금주입니다.

췌장암은 진단받은 지 1년 이내에 대부분 사망하는 매우 치명적인 병입니다. 미국에서는 암사망 원인의 4, 5위를 차지하고, 우리나라에서는 10~12위입니다. 췌장암은 흡연과 아주 밀접한 관계가 있으나, 아직 알코올과의 관계는 뚜렷하지 않습니다. 그러나 만성췌장염이 췌장암의 발생 위험을 높이고, 또 대분분의 대량 음주자가 흡연가라는 점을 고려하면 췌장암과 알코올이 전혀 무관하다고 보기는 힘들다고 할 수 있습니다.

아직 췌장암에 대해서는 특효 치료법이 없기 때문에 예방과 조기 발견만이 최선입니다. 담배와 술을 멀리하고 신선한 야채와 과일 섭취를 늘리는 게 상책이며, 조기 발견을 위해서는 숙련된 초음파 시술의에게 1년에 한 번 정도는 검사받는 것이 좋습니다.

중증이나 수술 직후 회복기

암 환자는 그 증상에 따라 식사에는 지장이 없이 식욕이 있는 환자와 반대로 식사를 할 수 없는 처지의 환자로 분류될 수 있습니다. 급성 감염이나 중증감염에 걸려 있는 사람은 식욕을 잃게 되고 건강이 약해지게 되며 또 다른 암도 차도에 따라 같은 경로를 거치게 됩니다.

그러므로 수술 직후 회복기라던가 중증일 때는 유연한 음식을 섭취하면서 또 영양을 적량 섭취해야 하기 때문에 어떤 음식물을 섭취해야 하는가 하는 것은 환자와 그 보호자들이 먼저 알고 있어야 합니다.

이때에는 고단백을 취해야 하며 소고기 같은 콜레스트롤이 많은 식품과 고지방 음식은 피해야 되며 자극성이 강한 향신료와 인스턴트 식품, 드링크류, 술, 담배, 약, 영양제, 냉동식품이나 날 음식은 절대로 피해야 합니다.

너무 짜거나 맵거나 신 것은 피해야 하며 음식의 간을 맞출 때도 아주 싱겁게 해야 합니다. 어떤 의사들은 소금은 일체 먹지 말라고 하는데 우리 몸에 약간의 염분이 있어야 되기 때문에 약하게 간을 맞추는 것은 해롭지 않으며 어느 정도 입맛을 돋구어 주는 것이 식욕을 향상시킵니다.

또 수면제나 진통제, 감기약 등 모든 양약들은 거의가 암에 해로우며 특히 간에는 치명적인 피해를 주기 때문에 약물치료를 받을 때는 간에 지장이 없으며 있다면 얼마만큼 해가 되는가 설명서를 확인해 보고 또 의사나 약사에게 미리 말하고 지시에 따르는 것이 올바른 치료법입니다.

여기에 나와 있는 식사 재료들은 참고일 뿐 이 외에도 유익한 것들이 얼마든지 있으니 음식마다 어떤 요소들이 있는가 알아보고 선택하면 좋습니다.

청백삼탕 복용시 참고

		1일 기준량	대체식품
주식	당질원	밥 160g×2식 분식일절 빵 1 1/2쪽 120g	우동 240g, 국수 320g
주요부식	단백질원	두부 150g 콩요리 일절	유부 100g, 낫또 40g, 콩장, 두유, 콩나물, 숙주나물, 콩죽 등(어떤 방법의 두유 음식이든지)
2차부식	비타민미네랄 / 식물성유원	녹황색 채소 100g	시금치, 순무, 당근, 쑥갓, 브로콜리 등의 채소 100g
		기타 채소 200g	배추, 양배추, 오이, 토마코, 양파, 파, 콩나물, 레터스, 샐러리, 무 등의 채소 200g
		생선류, 버섯류 적당량	찜, 구이, 볶음
	당질원	감자 200g	고구마 140g, 토란 260g, 마 160g
과일	당질원	사과 1개 150g (과일종류)	딸기 15개, 포멜로 1개, 밀감 1개
유제품 우유	단백질원	생선요리	조기, 가자미, 갈치, 멸치, 이외 모든 생선
유지류		식물성 기름 2큰술 20g	마요네즈 15g, 드레싱 20g, 샐러드유 10g, 마가린 10g(가운데 1일 2종류)
조미료		흑설탕 6큰술 60g 된장 1큰술 15g	

중증이나 수술 직후 식사 재료 Ⅰ

※ 날 것은 피할 것(녹즙 등)

		1일 기준량	대체식품
주식	당질원	밥 250g×2식 (1식분) 빵 2쪽 120g	죽(스프), 우동 320g, 국수 320g
주요부식	단백질원	생선 1토막 80g	가자미 1토막 80g, 대구 1토막 100g 갈치 1토막 60g, 넙치 1토막 80g
		살고기 120g	닭가슴살 60g, 돼지살고기 60g
		달걀 1개 50g	
		두부 150g	낫또 40g, 구운 두부 100g
2차부식	비타민미네랄 / 식물성유원	녹황색 채소 100g	시금치, 순무, 당근, 쑥갓, 브로콜리 등의 채소 100g
		기타 채소 200g	배추, 양배추, 오이, 토마토, 양파, 파, 콩나물, 레터스, 샐러리, 무 등의 채소 200g
		해조류, 버섯류 적당량	김, 다시마, 미역, 모든 버섯
	당질원	감자 100g	고구마 70g, 토란 130g
과일	당질원	사과 1개 150g	딸기 15개, 밀감 1개, 코멜로 1개, 바나나 1개, 배 1개, 비파 6개, 멜론 1/2개
유제품 우유	단백질원	두유 200cc 1병	잣죽, 율무죽, 콩죽, 녹두죽
유지류		식물성기름 1큰술 10g	마요네즈 16g, 드레싱 20g, 샐러드유 10g, 마가린 10g (가운데 1일 1종류)
조미료		흑설탕 2큰술 20g 된장 1큰술 15g	꿀, 소금 약간, 엿

중증이나 수술 직후 식사 재료 Ⅱ (이외에도 다수)

조리명	재료	1인분 g(기준량)	조미료	1인분g(기준량)
롤빵 (너무 달지 않은 것)	롤빵 잼 마가린	70(2개) 15(2작은술) 5(1작은술)		
그린아스파라 소테	그린아스파라 프레스햄 양파 레몬 샐러드유	40 15 20 7 5(1작은술)	소금	적당량 0.4
홍차	홍차	150	흑설탕	5(11/2작은술)
과일	오렌지	200		
밥	쌀	200(11/2공기)		
마국	참마 부순 김	40	간장 소금 다시국물	0.5 1 120
모듬찌개	옥돔 머위 햇죽순	30 30 40	설탕 미림 간장 소금 다시국물	3.2 2.0 10 0.2 13.5
율무침	율무	30	흑설탕 꿀	
매실장아찌 무침	무 차조기잎 매실장아찌 매실초	50 0.5 2 1.5	미림	
젤리	쥬스 물 우무가루 엿가루	20 70 0.8 25	설탕	5(1 2/3 작은술)
식사별 영양량 : 열량 408kcal, 단백질 14.5g, 지방질 0.1g, 탄수화물 38.5g				
달걀 프라이	달걀 파 당근 말린 표고버섯 완두콩 샐러드유	40 15 0.5 5 5 5(1작은술)	소금 흑설탕 다시국물 간장	0.5 1.5(1/2작은술) 3 1
채소 비빔밥	쌀 순무	90 30	Ⓐ 물 소금 소금	90 2.5(1/2작은술) .09 0.2
해물 야채 초된장 무침	실파 땅두릅 개량조개 (약간익힌 것)	30 20 10	Ⓐ 된장 흑설탕 식초 잰고추가루	4 1.5(1/2작은술) 1.2 0.8 적당량
과일	멜론	100		

밥	쌀	200(1 1/2공기)			
된장국	된장 가지 양하	7 30 5		다시국물	120
뱅어 오이무침	뱅어포 오이 차조기잎 생강	10 40 0.2 2		생강 소금	2.5(1/3작은술) 0.2
햇감자 조림	햇감자 완두콩 당근 샐러드유	40 10 20 2(1/2작은술)	Ⓐ	설탕 미림 간장 다시국물	1.5(1/2작은술) 1.5(1/4작은술) 3.5(1/2작은술) 20
쥬스	쥬스 물 엿가루	20 100 30		설탕	5(1/3작은술)
냉국수 (향신료) (양념간장)	마른국수 파 생강	70 10 2		조미료의 양은 약하게	
달걀 두부	달걀 차조기잎	40 1매		조미료의 양은 약하게	
가지 구이	가지 생강	60 2		간장	3(1/2작은술)
과일	수박	200			
젤리	쥬스 물 우무가루 엿가루	20 70 0.8 25		설탕	5(1 2/3작은술)
밥	쌀				
닭고기 민수구이 (껍질완두 소테곁들임)	닭고기 민스 당근 파 생강 달걀 참깨 빵가루 샐러드유 껍질완두 샐러드유	40 5 5 1 1 1 4 3(1작은술) 30 1.5(1/2작은술)	Ⓐ Ⓑ Ⓒ	된장 간장 간장 미림 소금	3 0.5 0.5 0.5 0.5 0.2 약하게
토마토 샐러드	토마토 피클스 피망 양파 드레싱	80 1.5 5 5 10			
과일	맬론	100			

죽	콩 녹두 잣 등	200(11/2공기)		
된장국	된장 미역 파	7 10 10	다시국물	120
달걀탕	시금치 달걀	40 2.3(1/2개) 25(1/2개)	흑설탕 간장 다시국물	1 3(1/4작은술) 20
담자버섯 갈음	담자버섯 무	10 50	흑설탕 식초 소금 간장	0.6 2(1/2작은술) 0.2 1
쥬스	쥬스 물 엿가루	20 100 30	흑설탕	5(12/3작은술)
볶음국수	찐 중화면 돼지넓적다리살 양배추 콩나물 당근 피망 목이버섯 찐 죽순 청태 박홍생강 샐러드유	100 20 40 20 10 10 0.5 20 0.5 5 13(1큰술)	소스 수금 참기름	15 0.8 적당량
스프	표고버섯 부추 닭뼈	10 10 120	소금 간장	0.8 1
과일	사과 외 다수			
고기야채조림	무 닭 다리살 마른 표고버섯 당근 껍질강낭콩 샐러드유	60 10 0.5 20 10 2(1/2작은술)	Ⓐ 흑설탕 미림 간장 다시국물	1.5작은술 1 5(1작은술) 1 20
쑥갓 무침	쑥갓 국화꽃 가다랭이포	50 10 1	간장 다시국물	5(1작은술) 2
과일	감 등	75		

롤 빵	롤빵, 잼	70(2개) 25		
줄리언 스프	닭다리 고기 양배추 양파 당근 표고버섯 샐러리 녹두국수 닭뼈 스프	20 40 30 10 10 5 5 120	Ⓐ 로리에 소금 부용	적당량 1.4 적당량 적당량
홍 차	홍차 엿가루	적당량 30	설탕	5
과 일	바나나 등	100		
굴 프라이 (레터스 레몬 파슬리 곁들임)	굴 달걀 밀가루 빵가루 샐러드유 레터스 레몬 파슬리	40 4 4(1/2큰술) 5 7(2작은술) 20 7 3	소금 소스	0.2 적당량 5
달걀 프라이	달걀 시금치	10 15	소금 간장 다시국물	1 1 120
코테토 샐러드	감자 양파 오이 당근 건포도 마요네즈	60 10 15 10 5 10(2작은술)	소금	0.4 적당량
젤 리	쥬스 물 우무가루 엿가루	20 70 0.8 25	흑설탕	5(1 2/3작은술)
밥	쌀	200(1 1/2공기)		
닭고기 야채 (향신료) (양념간장)	닭고기 두부 팽나무버섯 표고버섯 배추 쑥갓 파 다시마 산파 유자껍질 무	20 30 20 10 60 20 30 2 2 4 30	다시국물 간장 유자즙 조미료	15 10(1 2/3작은술) 10 3 적당량
미역무침	미역 생강	15 1	간장	3(1/2작은술)
과일	귤	100		
결명차	결명자	30	꿀 혹설탕	2술

청백삼차 복용시 식사재료 (이외에도 다수)

*화학조미료는 쓰지 말 것

조리명	재료	1인분g(기준량)	조미료	1인분g(기준량)
롤 빵	롤빵 잼	105(3개) 25(1큰술)		
달걀프라이	달걀 파슬리	50(1개) 3	소금	적당량 2/3
컬리플라워 초 무 임	컬리플라워 레몬 오이	40 2 15	Ⓐ 설탕 소금 식초 다시국물	2(2/3작은술) 0.7 4(1작은술) 2
과 일	오렌지	200		
요구르트	요구르트	100		
밥	쌀	200(11/2공기)		
닭고기 석쇠구이(유채절임 곁들임)	닭다리 유채	80 30	Ⓐ 간장 미림 Ⓑ 소금	8(11/2작은술) 4(작은술) 2(1/3작은술) 0.2
초간장 무침	배추 오이 땅두릅 당근 유부 목이버섯 깨	50 10 10 10 13(1/2매) 0.5 1	흑설탕 간장 식초 소금	1.5(1/2작은술) 5(1작은술) 3 0.1
과 일	딸기	125		
산채밥	쌀 머위 고비 햇죽순 말린표고버섯 당근 실김 나무순	90 20 20 20 1.5 10 .02 약간	Ⓐ 물 소금 간장 미림 Ⓑ 다시국물 간장 소금 미림 흑설탕	
모든 밀가루음식	밀가루			
맑은 장국	두부 파드득나물	60 1.5	다시국물 소금 간장	120 적당량 적당량
생선회 곁들임 (파슬리 곁들임)	가다랭이 넙치 무 파슬리 생강 와사비	50	간장	적당량
감자요리		80	미림 간장	1 3(1/2작은술)
김 치		30 5	소금	적당량
버섯요리		80	간장복음	"

요리	재료	분량	양념	분량
된장국	된장 감자 양하	12 30 5	다시국물	120
오크라 낫또	오크라	10 40 0.2	간장	적당량
가지 새우 조림	가지	60 10	흑설탕 미림 간장 다시국물	2(2/3작은술) 1 4(2/3작은술) 30
오이 피클	오이	30	소금	
냉국수와꼬치구이 생말림구이 (향신료)(양념간장)	마른국수 차조기잎 생강 마른꼬치구이	80 0.5 2 60	설탕 미림 간장 다시국물	1.2(1/2작은술) 4(2/3작은술) 10(12/3작은술) 4작은술 80
초무침	게 통조림 오이 양하순 레몬	15 30 10 2	설탕 소금 식초 간장	1 0.3 2(1/2작은술) 1.5
과 일	수박	130		
토마토 파슬리 곁들임	닭고기민스 양파 달걀 빵가루 녹말가루 삶은달걀 토마토 파슬리	60 20 3 10 3(1작은술) 50(1개) 50 3	후추 소스 소금	적당량 적당량 0.4
나박김치				
채썰이 샐러드	샐러드 채소 껍질강낭콩 양파 당근 떡잎 오이 래디시 산파 참깨 마늘	15 30 20 10 20 20 10 2 5 1	Ⓐ 간장 식초 다시국물 마요네즈	6(1작은술) 9(2작은술) 6 3(1/2작은술)
미역수프	미역 파 닭뼈 스프	10 10 120	간장 후추 콩소메 소금	1 적당량 적당량 1
과 일	멜론	100		
왜김치	가지 차조기잎	30 0.5	소금	
된장국	된장 햇우엉	12 30	다시국물	120
감미조림	토란 닭넙적다리 두부	60 20 10	흑설탕 미림 간장	2(2/3작은술) 1.5 4(1/2작은술)
순무절임	순무 씨 뺀 붉은고추	50	흑설탕 식초 소금	1.5(1/3작은술) 2.5(1/2작은술) 0.5

과일	감	75		
냄비우동	데친 칼국수 달걀 소넓적다리살 슬라이스 생표고버섯 생선살두루말이 파 파드득나물	240 50(1개) 40 10 10 40 5	Ⓐ 다시국물 흑설탕 간장 술 Ⓑ 다시국물 흑설탕 미림 소금	20 3(1작은술) 5(1작은술) 1 200 12(2작은술) 2(2/3작은술) 2(1/3작은술)
시금치 대침	시금치 가다랭이포	60 1	간장 적당량	
과일	포도	150		
두부말이 튀김국	유부 당근 무 파 토란 곤약	40 10 20 5 20 10	간장1.5 소금1.2 다시국물	120
가다랭이 구이	참가다랭이 초귤	100 10	Ⓐ 미림 흑설탕 간장	4(2/3작은술) 4(1작은술) 1.5(1큰술)
국화무침	국화꽃 송이 쑥갓	10 10 30	흑설탕 간장 다시국물	0.5 3.5(1/2작은술) 1.5
단무지	단무지	15		
롤 빵	롤빵 잼	70(2개) 25(1큰술)		
시치킨야채스프	시치킨 감자 양파 당근 표고버섯 파슬리	20 40 40 20 10 1.5	Ⓐ 소금 닭뼈스프 후추 로리에	1 120 적당량 적당량
모든 과일	사과	150		
조개국	된장 조개 큰산파	12 12 2	다시국물	120
일식 샐러드	양상치 브로콜리 래디시 드레싱	15 40 10 3	흑설탕 식초 간장	0.3 1 2(1/3작은술)

단무지	무	15		
차 밥	차밥	200(1/2공기)		
어묵찌개	달걀 생선살 다짐 볶은 칼국수 무 토란 곤양 다시마 은행 갠 고춧가루	50(1개) 20(1/2매) 80(1/3모) 80 60 60 5 10 적당량	다시국물 미림 소금 된장	300 3(1/3작은술) 3(1/2작은술) 3(1/2작은술)
삼배초	뱅어포 오이 샐러리	5 40 10	흑설탕 식초 소금 간장	0.6 2 0.3(1/2작은술) 0.5
순무김치	순무	30	소금	
과 일	귤	100		

초기와 회복기

		1일 기준량	대체식품
주식	당질원	밥 160g×2식 분식일절 빵 2쪽 120g	우동 320g, 국수 320g
주요부식	단백질원	생선 1토막	전갱이 1마리 110g, 가자미 1토막 80g, 연어 1토막 40g, 대구 1토막 100g, 가다랭이 1토막 60g, 새우 80g, 오징어 100g
		살코기 120g	쇠고기 20g, 닭고기 80g, 닭가슴살 120g, 돼지고기 120g, 돼지고기로스 각 80g
		달걀 1개 50g	
		두부 150g	유부 60g, 낫또 40g, 구운두부 100g
2차부식	비타민 미네랄 / 식물성유원	녹황색 채소 100g	시금치, 순무, 당근, 쑥갓, 브로콜리 등 채소100g, 버섯
		기타 채소 200g	배추, 양배추, 오이, 토마토, 양파, 파, 콩나물, 레터스, 샐러리, 무 등의 채소 200g
		생선류, 버섯류 적당량	
	당질원	감자 100g	고구마 70g, 토란 130g, 마 80g
과일	당질원	사과 1개 150g	딸기 15개, 밀감 1개, 코멜론 1개, 배 1개, 비파 6개, 멜론 1/2개
유지류		식물성 기름 2큰술 30g	마요네즈 15g, 드레싱 20g, 마가린 10g (가운데 1일 2종류)
조미료		흑설탕 2큰술 20g 된장 1큰술 15g	

식욕이 있고, 증상이 없는 경우

급성간염 회복기, 만성간염, 간경변의 대상기 2400kcal 단백질 100g

		1일 기준량	대체식품
주식	당질원	밥 160g×2식 분식일절 빵 2쪽 120g	우동 320g, 국수 320g
주요부식	단백질원	생선 1토막	전갱이 1마리 110g, 가자미 1토막 80g, 연어 1토막 40g, 대구 1토막 100g, 굴 100g, 가다랭이 1토막 60g, 새우 80g, 오징어 100g
		살코기 120g	양고기 120g, 닭고기 80g, 닭가슴살 120g, 돼지고기 120g, 돼지고기 로스 각 80g
		달걀 2개 100g	
		두부 150g	유부 60g, 낫또 40g, 구운두부 100g
2차부식	비타민 미네랄	녹황색 채소 100g	시금치, 순무, 당근, 쑥갓, 피망, 브로콜리 등의 채소 100g
	식물성유원	기타 채소 200g	배추, 양배추, 오이, 토마토, 양파, 파, 콩나물, 레터스, 샐러리, 무 등의 채소 200g
		해조류, 버섯류 적당량	
	당질원	감자 100g	고구마 70g 토란 130g 마 80g
과일	당질원	사과 1개 150g	딸기 15개, 밀감 1개, 코멜론 1개, 배 1개, 비파 6개, 멜론 1/2개
유제품 우유	단백질원	우유 200cc 1병	치즈 30g, 탈지우유 30g, 요구르트 200g
유지류		식물성 기름 3큰술 30g	마요네즈 15g, 드레싱 20g, 마가린 10g (가운데 1일 2종류)
조미료		흑설탕 2큰술 20g 된장 1큰술 15g	

회복기의 식사재료 (이외에도 다수)

조리명	재료	1인분g(기준량)	조 미 료	1인분g(기준량)
롤 빵	롤빵 잼	105(3개) 25(1큰술)		
독일 포테토	감자 프레스햄 계간후라이 양파 파슬리 샐러드유	60 15 2 10 1.5 2(1/2작은술)	소금 백포도주 후추	0.5 2 적당량
과 일	귤	100(1/2개)		
두 유	콩	200		
밥	쌀	200(11/2공기)		
고기 두부국	닭고기다짐 두부 콩나물 달걀 샐러드유 닭뼈스프	10 60 20 10 1 120	ⓐ 소금 간장 부용 후추	1 1(1/2작은술) 적당량 약하게
가자미 튀김 (간 무, 풋고추 레몬 곁들임)	가자미 녹말가루 샐러드유 풋고추 레몬 무	100 10(1큰술) 10(21/2작은술) 10(2개) 7 50	소금 술 간장	0.2 2.5(1/2작은술) 6(1작은술)
양배추 게맛살 생강 초 무 침	계통조림 햇양배추 차조기잎 생강 다시국물	15 60 0.3 2 1	설탕 식초 간장 소금	0.5 5(1작은술) 2.5(1/2작은술) 0.2
오이절임	오이	30	소금0.5	
오색밥	쌀 물 계란 닭고기 민스 죽순 두부튀김 청완두 생강	90 90 40 40 40 13(1/2장) 5 5	ⓐ 소금 간장 미림 술 다시마 ⓑ 소금 설탕 ⓒ 간장 설탕 술 녹말가루 ⓓ 다시국물 간장 소금 미림 술 설탕	0.6 1.5 2(1/3작은술) 2(1/2작은술) 약간 0.2 2.5(작은술) 5(1작은술) 3(1작은술) 4(1작은술) 약간 20 2(1/3작은술) 0.2 1 1 1

요리명	재료	분량	조미료	분량
된장국	된장 생미역 파	12 10 10	다시국물	120
유채 참깨 무침	유채 다시국물 참깨	60 13 2	설탕 간장	1.5 4(2/3작은술)
과일	딸기	125		
된장국	된장 감자 양파	12 30 20	다시국물	120
녹미채 찌개	녹미채 당근 연근 햇완두콩 샐러드유	7 10 15 5 5(1작은술)	설탕 미림 간장 다시국물	3(1작은술) 1.5 5.5(1작은술) 25
유부구이 (간 무 생강 곁들임)	유부 무 생강	50(1/3모) 50 2	간장	적당량
과일	멜론	100		
동아와 새우 갈분무침	동아 다듬은 새우 산파 생강 녹말가루 다시국물	100 1.5 1.5 2 2(2/3작은술) 130	ⓐ 미림 소금 간장	2.5(1작은술) 0.7 3.6(1/4작은술)
전갱이 소금구이	전갱이 레몬	100 7	소금 진간장	0.5 적당량
밥		200(11/2공기)		
냉 찬 (달걀두부)	달걀	50(1개)	ⓐ 다시국물 소금 술	50 0.3 1
(닭고기 술찜)	닭나미	50	ⓑ 소금 술	0.5 5(1작은술)
(껍질완두) (다시국물0)	껍질완두	30	ⓒ 소금 ⓓ 다시국물 간장 미림	적당량 50 4(2/3작은술) 4(2/3작은술)
가지튀김	작은 가지 다듬은 새우 녹말가루 달걀 파 밀가루 달걀 샐러드유	45 15 1 1 5 7(2작은술) 5 8(2작은술)	소금 간장	0.4 적당량
야채절임	양배추	40 20 0.2 2	소금	0.7
과 일	수박	130		

된장국	된장 순무씨 순무잎	12 30 20	다시국물	120
낫또	낫또 파 고추	40 5 적당량	간장	적당량
우엉 채무침	우엉 당근 참깨 샐러드유 다시국물	40 10 10 2 3(1작은술) 4	설탕 미림 간장 볶은고추	1 1 5(1작은술) 적당량
중국식 계란탕	죽순 파 당근 마른 표고버섯 달걀	15 15 10 0.5 15	간장 소금 Ⓐ 닭뼈스프 마른표고 버섯우림국	2 1 10 110
옥돔찌개	옥돔 다시국물	100 75	설탕 간장 미림 술	4.5(11/2작은술) 12(2작은술) 4(2/3작은술) 4(1작은술)
땅콩 버터무침	시금치 송이 국화꽃 땅콩버터	60 10 10 7	설탕 Ⓐ 간장 식초	1.5(1/2작은술) 4(2/3작은술) 적당량
밥	쌀	200(11/2공기)		
각종 두부요리	두부			
토란국	토란 된장 약간 감자, 파, 마늘, 멸치			
배추 샐러드	배추 컬리플라워 오이 셀러리 래디쉬 드레싱	50 20 10 5 5 15		
야채절임	간장조림김치	12		
과일	포도	75		

롤 빵	롤빵 잼	105(3개) 25(1큰술)			
크림 스프	배추 저민 닭고기 머슈룸 통조림 파 돼지고기살 완두콩 우유 밀가루 식용유	60 20 5 20 5 5 70 4(1/2작은술) 4(1작은술)	Ⓐ	소금 후추 로리에 부용 닭뼈 스프	1 적당량 적당량 적당량 30
반숙란	달걀	50(1개)		소금	적당량
과일	귤	100			
돼지고기 생강구이 (채소 소테 곁들임)	돼지 어깨 로스 브로콜리 양파 생강 샐러드유	80 40 30 2 5(1작은술)		간장 술 소금 후추	5(1작은술) 3(1/2작은술) 0.5 약간
일식 샐러드	레터스 셀러리 생미역	10 30 10	Ⓐ	다시국물 간장 레몬즙 샐러드유 참기름	1.5 5.5(1작은술) 2 4(작은술) 1
단무지	무	15			
밥	쌀	200(11/2공기)			
맑은 장국	찹쌀 생선다집편(반편) 쑥갓 팽나무버섯	10 20 5		다시국물	12
생선회 곁들임 (파슬리 첨가)	다랑어 오징어 실썰이회 무 땅두릅 파슬리 와사비	40 40 30 15 3		간장	적당량
곁들임 찌개	유부 토란 당근 고비 유자껍질	35 60 20 20 2	Ⓐ	설탕 미림 소금 간장 다시국물	3.5(1작은술) 3(1/2작은술) 0.4 5(1작은술) 140
과 일	사과	75			

외식때 참고 음식

	주요 메뉴	1품 추가하고 싶은 것	먹는 법 주의
한 식	해물, 순두부, 두부요리, 생선구이, 식사, 비빔밥, 온면, 비빔냉면, 해물전골, 복어국, 돌솥비빔밥, 생선복음, 삼계탕, 닭요리, 국수 종류	각종 채소국, 죽, 국수, 나물, 물김치, 동치미, 단무지	맵고, 달고, 짜고, 지방이 많은 것 피하고 소고기는 좋지 않다. 젓갈류를 피하라.
일 식	일일 교체 메뉴 생선구이 정식, 생선찌게 정식, 생선회 정식, 생선 프라이 정식, 불고기 정식, 오뎅 정식, 도시락 정식, 주먹밥, 도시락, 모듬냄비, 두부냄비, 스키야키	1품 요리 두부, 달걀, 야채무침, 생선무침, 초절임, 우엉무침, 녹미채 삶음 등	맛이 진한 것도 있으니 된장국, 야채절임에서 염분의 과잉섭취를 피한다.
양 식	일일 교체 메뉴 생선 뮤니에르 정식, 포크소테 정식, 터키 정식, 치킨 커틀렛 정식, 퓌레 커틀렛 정식, 닭고기, 채소 샐러드 오믈렛 정식	약한 커피 오렌지 쥬스, 토마토 쥬스, 100% 천연 과즙	고기의 지방, 조리용 기름, 특히 버터섭취의 주의
중 요 화 리	일일 교체 메뉴 중화덮밥, 고기 채소 복음밥, 간, 부추 볶음밥, 탕수육, 게, 달걀밥, 팔보채, 마파두부, 볶음국수, 중화국수	1품요리가 있으면 택한다. 식당을 나와 오렌지 쥬스, 토마토 쥬스, 100% 천연 과즙 등	고기의 지방, 면의 국물은 다 마시지 않는다.
국 수	달걀 곁들임국수, 메밀국수, 비빔국수, 메밀우동, 냄비우동, 닭고기, 계란우동	1품요리가 있으면 택한다 식당을 나와 오렌지쥬스, 토마토쥬스, 100% 천연 과즙 등	국물을 남긴다
기 타	믹스샌드, 계란샌드, 햄버거, 스파케티, 그라탱, 과일쥬스, 토마토쥬스, 100% 천연 과즙	샐러드, 달걀치즈	영양부족, 영양불균형에 주의

해조류(골벵이, 굴, 멍게, 전복 등 조개류), 단백질, 지방질은 피할 것

모든 간장병을 위한 채소의 제철과 요리

채소	1월	2월	3월	4월	5월	6월	7월	8월	9월	10월	11월	12월	끓임	찌개	볶음	무침	샐러드	초무침	데침	튀김	국	얼절이
당근	■	■	■						■	■	■	■	O		O	O	O		O			
순무	■	■	■							■	■	■	O	O		O		O			O	O
우엉	■	■	■							■	■	■	O	O	O				O	O		
컬리플라워	■	■									■	■	O			O	O		O	O		
무	■	■	■							■	■	■	O	O		O		O			O	O
파	■	■	■							■	■	■	O	O							O	O
브로콜리		■	■								■	■	O	O								
시금치	■	■	■								■	■	O	O				O		O		
배추	■	■	■								■	■	O	O	O	O		O			O	O
쑥갓	■	■	■												O	O						O
양배추			■	■	■								O		O	O				O	O	O
두릅			■	■	■									O		O		O		O		
죽순			■	■	■								O		O	O						
머위			■	■	■								O		O							
아스파라거스				■	■	■									O	O	O		O	O		
껍질완두				■	■	■							O		O	O	O		O	O	O	
껍질강낭콩					■	■	■						O		O	O	O		O	O	O	
양파				■	■	■	■						O	O	O		O			O	O	
호박					■	■	■	■					O							O	O	
오이					■	■	■	■								O	O	O				O
토마토					■	■	■	■								O	O					
피망					■	■	■	■								O	O		O			
가지					■	■	■	■					O		O	O			O	O	O	O
래터스					■		■		■						O	O	O					
버섯									■	■			O	O	O	O	O		O	O		
연근			■			■	■	■	■				O		O	O	O	O	O			
감자					■	■	■	■	■				O			O		O		O	O	
토란						■	■	■	■				O							O		
고구마						■	■	■	■	■			O							O	O	
마	■	■										■			O	O						

모든 간장병을 위한 생선의 제철과 요리

	생선의 제철												재료에 맞는 요리법							
	1월	2월	3월	4월	5월	6월	7월	8월	9월	10월	11월	12월	소금구이	간장구이	기름구이	된장구이	찌개	생선회	식초무침	튀김	프라이
옥돔	■	■	■	■							■	■	O	O	O	O		O			
마래미		■	■	■		■	■				■	■	O	O		O		O			
삼치		■	■	■							■	■		O	O			O			O
연어		■	■	■							■	■	O	O	O						O
갈치		■	■	■	■						■	■	O	O			O				
참치		■	■	■							■	■	O	O				O			
방어		■	■	■							■	■	O	O				O			
송어		■	■	■	■								O	O	O						O
가자미			■	■	■								O		O			O			
보리멸				■	■	■	■						O					O		O	O
전갱이				■	■	■	■						O			O		O	O		O
농어					■	■	■	■					O					O			
은어					■	■	■	■					O			O					
가다랭이					■	■								O		O					
장어					■	■	■	■	■												
꽁미리						■	■	■					O					O	O	O	
꼬치고기						■	■	■	■				O	O							
꽁치							■	■	■				O								
고등어								■	■	■			O	O		O		O			O
정어리		■	■	■	■	■	■	■	■	■			O				O	O	O		O
오징어								■	■	■			O		O					O	O
빙어									■	■	■					O	O	O			
낙지									■	■	■	■		O				O		O	O
굴										■	■	■	O	O			O				
대합		■	■								■	■									
개랑조개	■	■																			
참새우						■	■	■	■				O			O			O	O	
왕새우			■	■			■	■	■				O					O		O	O

고기류 대신 콩을 많이 먹자

- 건강과 콩 -

 가장 싼 가격으로 암, 심장질환, 골다공증에 대한 방위력을 증강할 수 있는 식품으로 콩을 대표적으로 말할 수 있습니다. 중국 사람들은 그 비결을 오래 전부터 이미 알고 있었습니다. 그들은 콩(soy bean)이 여러 가지 질병을 치료할 수 있다고 믿고 있습니다. 그들은 콩을 '따또우'라고 부르는데 그 의미는 '위대한 콩'이라는 의미입니다.

 콩은 아시아 지역에서 매우 오래 전부터 사용되어 온 식품입니다. 일본인들은 1년에 평균 25파운드(약 11.4kg)의 두부를 먹습니다.

 서구 사람들은 얼마 전까지만 해도 콩을 많이 섭취하지 않았지만 오늘날에는 많은 사람들이 건강생활을 위하여 두부를 비롯하여 콩우유, 콩으로 만든 치즈, 콩으로 만든 고기 대용식품(밀고기, vegitarian meat), 신생아들을 위한 콩우유, 두부로 만든 우유, 두부로 만든 아이스 크림들을 사용하고 있습니다. 고기나 우유나 계란에서 얻는 단백질에 비해서 전혀 손색이 없는 우수한 단백질(Good quality of protine)을 콩에서 얻을 수 있다는 과학적인 사실이 이미 오래 전에 입증되었습니다.

최근에는 콩에 들어 있는 성분들이 건강과 치료를 위해서 얼마나 유익한가에 대한 연구붐이 일어나고 있습니다. 지금까지의 연구결과를 볼 때 콩은 심장질환, 암, 신장질환, 골다공증 들과 같은 질병을 예방하는 성분을 포함하고 있다는 사실이 밝혀졌습니다.

- 억제하는 콩 -

지난 20년간의 연구 결과들을 통해서 볼 때 콩단백질을 섭취하면 콜레스테롤의 수치를 약 20%가량 낮출 수 있다는 결론을 내릴 수 있습니다. 정상적인 콜레스테롤 수치를 가지고 있는 사람도 콩을 섭취함으로써 혈액 중에 있는 지방 에스테르를 낮추는 결과를 얻을 수 있습니다.

혈중 트라이 그리세라시드 수치가 높을 경우 콩은 그것을 낮추어 주는 역할도 합니다. 이러한 유익을 얻기 위해서 우리는 얼마나 많은 양의 콩이나 밀고기를 먹어야 하는가? 일리노이 대학의 연구소로부터 이것에 대한 답변이 나왔습니다.

4주동안 매일 1~2온스(약 30~60g)의 콩을 섭취함으로써 혈중 콜레스테롤 수치가 220g/dl 이상이던 사람의 콜레스테롤을 매우 효과적으로 낮출 수 있었다는 연구 결과가 나온 것입니다.

- 소고기 대신 콩으로 -

소의 우유를 마시는 대신에 콩우유를 마심으로써 혈중 콜레스테롤의 상승을 막을 수 있습니다. 32명의 건강한 사람들에게 0.5리터의 우유와 콩우유를 각각 섭취시킨 결과에 대한 연구보고가 나왔는데, 콩우유를 4주동안 마신 사람들의 L. D. L. 콜레스테롤 수치가 9~10% 저하되었습니다.

이러한 연구결과를 근거로 해서 우리는 콩우유가 H.D.L.(좋은 콜레스테롤)의 수치를 높여 주고 트라이 그리세라이드의 수치는 저하되는 경향이 있다는 사실을 알았습니다.

그러므로 콜레스테롤이 높기 때문에 고민하고 있는 사람이 있다면 "우유대신 콩을 마셔라"라고 권하고 싶습니다. 콩이 함유하고 있는 이소플라본(Isoplavone)은 체내에서 콜레스테롤의 합성을 막는 방지제로서의 역할을 하는 것으로 추정되고 있습니다.

또한 콩에 포함되어 있는 식물 스테롤과 사포닌은 콜레스테롤의 체내 흡수를 막으며 콜레스테롤의 매출을 증가시킴으로써 콜레스테롤 수치를 내리는 기능을 할 수 있는 것으로 알려졌고 L.D.L.콜레스테롤의 산화 현상을 방지하며 덩어리로 뭉치는 현상을 방지하기 때문에 심장질환도 예방할 수 있습니다.

- 콩의 항암 효과 -

암에 대한 26건의 실험연구 결과, 콩이나 콩의 이소플라본 성분의 공급받은 동물들의 65%에서 긍정적인 결과가 나왔습니다. 또한 발효되지 않은 콩으로 만든 식품(콩가루, 두부, 콩 우유)은 암을 예방하는 기능을 수행하는 것으로 밝혀졌습니다. 단, 콩을 발효시켜서 만든 식품은 이와 같은 기능을 수행하지 못합니다.

일본 사람들은 유방암과 전립선암의 발병률이 낮은데 그 이유 가운데 하나는 그들이 콩을 많이 섭취하기 때문인 것으로 추정됩니다.

전립선 암으로 인한 사망률이 낮은 일본 남자들의 경우 동물성 지방의 섭취량이 낮고 콩의 섭취량이 높다는 통계발표와 함께 일본 남성의 혈장의 이소플라본 평균 수치가 핀랜드 남성에 비해서 7~110배가 높다는 사실도 발표되었습니다. 콩을 많이 섭취하는 아시아 여성의 경우 서구 여성들보다 유방암의 발병률이 1/5이하로 낮다는 사실이 발표되었으며 유방암으로 인한 사망률도 낮은 것으로 나타났습니다.

콩에는 이플레보노이드 외에도 항암작용을 하는 여러 가지 성분들이 꽤 많이 함유되어 있습니다.

- 기타 유익한 것들 -

동물성 단백질을 먹으면 많은 칼슘이 몸 밖으로 빠져나가게 됩니다. 칼슘을 섭취하는 것도 중요하지만 빠져나가는 칼슘을 막음으로써 칼슘의 밸런스를 유지하는 것이 골다공증의 예방과 치료에 있어서는 매우 중요합니다.

콩 단백질을 섭취할 경우 체내로부터 빠져나가는 칼슘의 양을 최소화 할 수 있습니다. 신장질환을 가지고 있는 사람들은 동물성 단백질 대신에 콩단백질을 섭취함으로써 신장의 기능을 활성화시키는 데 도움을 받을 수 있습니다.

콩은 또한 폐경기 여성들이 가질 수 있는 여러 가지 증세들을 줄여 줍니다. 콩을 많이 섭취하는 아시아 여성들이 서구 여성들보다 폐경기의 증세를 적게 가지고 있습니다. 하루 2온스(약 60mg)의 콩이나 콩으로 만든 식품을 섭취함으로써 건강과 치료를 위한 놀라운 유익을 얻을 수 있습니다.

콩을 이용해서 만든 여러 가지 식품 중에서 콩우유는 소우유의 대용식품으로 매우 좋은 식품입니다. 소우유는 알러지와 소화장애를 일으키는 경우가 종종 있지만 이스테리아 감염과 살모넬라 감염을 일으킬 수 있고 포화지방과 콜레스테롤을 높이는 단점이 있습니다.

그러나 콩우유는 이러한 면들을 훌륭하게 보강할 수 있는 양질의 식품입니다. 특히 채식을 하는 사람들에게 없어서는 안될 중요한 식품입니다.

어떤 사람들은 콩을 먹었을 경우 속이 거북해짐을 느끼는데 이것은 콩에 함유되어 있는 라되노스와 소화되지 않은 설탕성분 때문에 생기는 현상입니다. 그러나 콩의 가공 과정에 이러한 성분들이 빠지게 되기 때문에 두부와 같은 가공식품을 섭취하는 경우에는 그러한 염려를 하지 않아도 됩니다.

고기나 우유를 대체할 수 있는 최선의 선택은 콩과 콩우유입니다. 건강과 예방을 위해서 식생활의 개선을 생각하는 사람들에게는 콩이야 말로 가장 훌륭한 식품입니다.

〈수정증보판〉
암! 살 수 있다

지은이 · 박달재
발행인 · 이영훈
발행처 · 도서출판 광야
출판등록 · 제4-367호 1999. 7. 15
초 판 · 1998. 9. 8
수정증보1판3쇄 · 2003. 3. 1
수정증보1판4쇄 · 2004. 9. 23
수정증보1판5쇄 · 2005. 12. 30
주 소 · (133-101) 서울시 성동구 옥수1동 538-15
ISBN · 89-950759-0-2 03510
갑 · 12,000원

총판 · 하늘유통 (031)947-7777

Kwangya 도서출판 광야 (미주본사)
PO Box 5385 Hacienda Heights, CA 91745
Tel (626)333-0485 | **Fax** (626)333-0407
Web www.kymm.co.kr
E-mail kwangyamag@hanmail.net

※ 본서를 허락없이 복제하거나 전재하는 것을 금합니다.